Carlos Rojas

Tratamiento de los Traumatismos Dentales

Carlos Rojas

Tratamiento de los Traumatismos Dentales

Efectiva de la Electro Magnetoterapia en la Evolución de las Lesiones Traumáticas Dentales

Editorial Académica Española

Imprint
Any brand names and product names mentioned in this book are subject to trademark, brand or patent protection and are trademarks or registered trademarks of their respective holders. The use of brand names, product names, common names, trade names, product descriptions etc. even without a particular marking in this work is in no way to be construed to mean that such names may be regarded as unrestricted in respect of trademark and brand protection legislation and could thus be used by anyone.

Cover image: www.ingimage.com

Publisher:
Editorial Académica Española
is a trademark of
International Book Market Service Ltd., member of OmniScriptum Publishing Group
17 Meldrum Street, Beau Bassin 71504, Mauritius

Printed at: see last page
ISBN: 978-620-2-14607-4

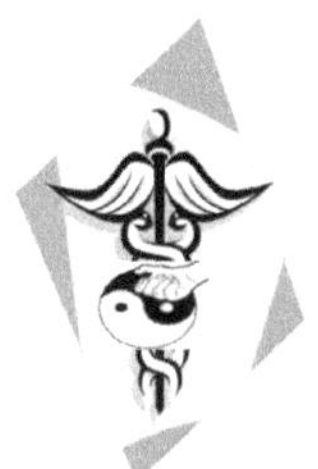

Tratamiento de los Traumatismos dentales con Electro magnetoterapia.

Autor: Dr. Carlos Alberto Rojas Flores.
Especialista de Segundo Grado en Estomatología
General Integral y Medicina Tradicional y Natural.
Masters en Urgencias Estomatológicas y
Medicina Tradicional y Natural
Profesor asistente

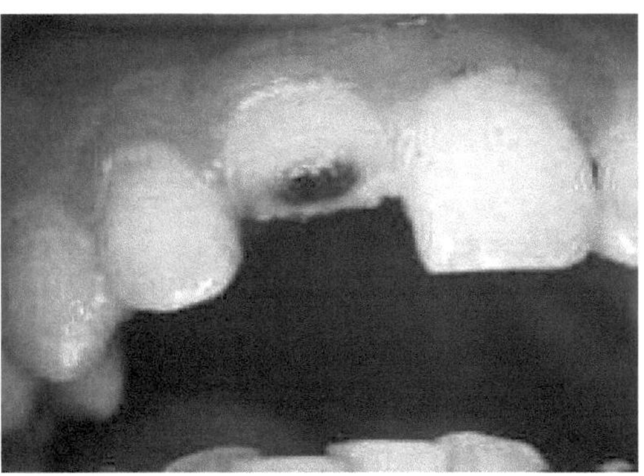

"Un hombre deja de ser un principiante en cualquiera ciencia y se convierte en master de la misma cuando ha aprendido que va a ser un principiante toda la vida."

R.g.Collingwood

INDICE

CAPÍTULO 1: INTRODUCCIÓN

La conservación de los tejidos dentarios constituye el objetivo primordial de la profesión estomatológica como parte integrante de la salud del individuo. Una seria amenaza a este objetivo significa el aumento considerable de lesiones traumáticas en la población menor de 19 años que acuden con estas afectaciones a los servicios de urgencia estomatológicos y hospitalarios. (1) El término traumatismo se refiere a aquellas lesiones externas e internas producidas por una violencia exterior. (2)

El trauma dentario se define como una lesión de extensión e intensidad variable de origen accidental o intencional, causado por fuerzas que actúan sobre el órgano dentario y los tejidos que le rodean pudiendo ser observadas o diagnosticadas a simple vista o con la ayuda de la radiografía. Se presentan de manera más o menos habitual en todos los grupos poblacionales y a través de las diferentes épocas históricas, afectando de un 20 - 25 % de la población actual. (3)

La mayoría de las fracturas y luxaciones resultan de accidentes y afectan a poco más que los tejidos bucales locales. Estos accidentes benignos pueden alterar el aspecto facial del niño y darle un aspecto desagradable. Aunque la mayoría de las lesiones causadas por traumatismos no comprometen la vida de los pacientes, provocan un gran impacto social y psicológico por ocurrir principalmente en una de las partes más visibles del cuerpo humano, fundamentalmente los dientes anteriores y particularmente si incluye perdida extensa de estructura dentaria. (4, 5,6)

Tanto los niños como los jóvenes están expuestos a traumatismos en diversas edades; al caer del coche en que se le restringe cuando aún es muy pequeño, al comenzar a caminar dada la carencia de experiencia y coordinación motora en el movimiento durante esta etapa del desarrollo que le impide protegerse de golpes contra los muebles, u otros objetos; más tarde en el patio de juegos del colegio al asestar contra sus compañeros, durante la práctica de ciertos deportes de contacto físico o asociado al uso de la patineta, o la bicicleta (7,8). Los accidentes automovilísticos constituyen otro móvil importante de lesiones dentales en niños; especialmente aquellos que van parados o sentados, no usan el cinturón de seguridad y carecen de la adecuada sujeción y pueden golpearse contra el parabrisas o el tablero al detenerse súbitamente el automóvil.(9 -11) Estas lesiones, perse, son más frecuentes al final del segundo decenio de la vida.(12) Estudios epidemiológicos realizados en diferentes países indican que los traumatismos dentales están aumentando progresivamente en los últimos años como consecuencia de los cambios introducidos en la vida moderna. (13, 14, 15) Aproximadamente el 30% de los niños con dientes primarios y el 22% de los niños con dientes permanentes sufren traumatismos dentarios importantes. (16 -18)

Actualmente los traumatismos dentarios constituyen la segunda causa de atención en Odontopediatría detrás de la caries dental, estos pueden ocurrir en cualquier momento de la vida, mientras su presentación, sin embargo, no tiene la misma frecuencia en todas las edades. El estilo de vida moderno, la práctica rutinaria de deportes, sobre todo, de contacto y los accidentes de circulación, son las causas más frecuentes del aumento de traumatismos dentarios (19)

En los estudios realizados hasta 1994 la prevalencia oscilaba entre el 4,2%-36%. La diferencia de cifras tan considerable se debe a múltiples factores, como la denominación de las lesiones, lugar del estudio, población analizada, edades y país. Desde ese año, los estudios de prevalencia han oscilado en los mismos valores.

Los picos de máxima frecuencia de traumatismos en la dentición permanente, en niños escolarizados, se encontraba entre los nueve y los diez años.

La prevalencia en la dentición temporal, de acuerdo con los estudios prospectivos y retrospectivos, varia desde el 4% al 33%, con un pico máximo entre los diez y los veinticuatro meses (20). Diferentes investigadores, encontraron diversos resultados, como en los trabajos de García-Godoy et al y Apud Kramer que mencionan que el 35% de los escolares presentan algún signo de traumatismo. En estudios más recientes de otros países muestran que en Sudáfrica se presentó en un 15% de prevalencia, en el Brasil, un 36%, y en Europa los trabajos mencionan el 30%(21-23). Las lesiones dentales durante la práctica deportiva llegan a ser hasta de un 45%, siendo las más frecuentes las luxaciones y fracturas dentoalveolares. (20)

Su alta prevalencia y graves consecuencias hacen que se conviertan en un problema de salud (magnitud, trascendencia, vulnerabilidad, factibilidad) con gran impacto en la morbilidad en la población general y nuestro país y en particular nuestra provincia no esta exenta a ello, formando parte de los eventos de salud a monitorear a través de sitios centinelas, establecido así en el Programa Nacional de Atención Estomatológica Integral a la Población. (24)

A través del desarrollo histórico de la Estomatología la atención de un paciente traumatizado con afectaciones bucales, ha ido evolucionando de acuerdo a los adelantos de la ciencia y la técnica, de los conocimientos adquiridos y de la práctica diaria. Generalmente ocurre en el servicio de urgencia y requiere de la dedicación profesional, donde prime el conocimiento y la actuación basada en las bases científicas y técnica que conlleva el desarrollo actual. (25)

En líneas generales, las lesiones dentales cuando se les compara con otras lesiones traumáticas, se las considera como menos graves. Sin embargo, al tener el diente un bajo potencial en recuperar su estado de salud tras el trauma, la mayor parte de las lesiones en esta región necesitan un diagnóstico y tratamiento urgente. Las nuevas tecnologías y una mejor comprensión del proceso inflamatorio han dado lugar a una aproximación conservadora en el manejo de los traumatismos dentales. (26)

En la literatura estomatológica se recogen numerosos protocolos de tratamientos según criterios de varios autores y el objetivo fundamental al encarar este problema de salud radica en la preservación de las estructuras dentarias para lograr la rehabilitación estética en el caso de los dientes permanentes y cumplir la función de mantenedores de espacio que tanto se aboga para los dientes temporales. La Asociación Internacional de Traumatología Dentaria consciente de la variabilidad en las conductas terapéuticas practicadas por los odontólogos ha desarrollado protocolos de tratamiento para que estos actúen de manera más eficiente. (27) Las medidas terapéuticas varían mucho entre los dientes temporales y permanentes, también dependen del tipo de injuria causado tanto en los dientes como en los tejidos de soporte. (28-31)

En Cuba se diseñaron con este objetivo las guías prácticas clínicas para la atención de traumatismos dentarios y faciales creadas en el 2003, texto básico en la formación de los estomatólogos y libro de consulta obligada por los profesionales, que recoge de forma clara los protocolos de tratamiento para los traumatismos, tanto para dientes temporales como permanentes con criterios diagnósticos y terapéuticos sustentados en bases científicas y que aún se mantienen vigentes (19). Aun así muchos de los dientes traumatizados tratados por los estomatólogos pierden su vitalidad pulpar y hay que realizarles tratamiento pulpo radiculares constituyendo luego campos de interferencias a otras estructuras y órganos a distancia y otros después de un tiempo se pierden por reabsorciones radiculares internas o externas , por lo que los métodos convencionales actuales para el tratamiento de los traumatismos dentales no son del todo efectivos para lograr mantener la mayor cantidad de estos dientes en boca vitales y sin provocar enfermedades a distancia. Teniendo en cuenta las bondades de la Medicina Tradicional y Natural se han incorporados modalidades terapéuticas como la acupuntura, homeopatía, terapia floral y láser terapia como terapéuticas complementarias a los protocolos convencionales establecidos según tipo de lesión traumática.

Existen otras modalidades que pueden ser utilizadas aunque no están recogidas en las guías prácticas entre ellas la magnetoterapia que venimos utilizando desde hace más de 5 años con éxito en estos tipos de lesiones. No hemos encontrado ninguna investigación, proyecto o estudio realizado y publicado sobre el uso de la magnetoterapia en el tratamiento de las lesiones traumáticas dentales en nuestro país ni en el exterior ni existen referencias bibliográficas de autores clásicos ni contemporáneos que reflejen el tema, pero si conocemos su utilización en lesiones traumáticas osteomioarticulares y afecciones ortopedicas (Fractura, Retardo de consolidación, Pseudoartrosis, Osteoporosis, Osteomielitis, Atrofia de Sudeck, Injertos óseos, Fijadores externos) por sus efectos anti-inflamatorio o antiflogístico, regenerador de tejidos y analgésico. (32)
La acción de los imanes terapéuticos de baja intensidad conduce a la normalización del estado energético de la célula, se produce también una mayor irrigación sanguínea, la cual favorece el aporte del oxígeno en la zona tratada. Todo lo anterior trae como resultado beneficios sobre los diferentes tejidos del organismo, disminuyendo el edema, la inflamación, el dolor y favoreciendo la cicatrización de las heridas. (33,34) Con este conocimiento sobre los efectos de la magnetoterapia en diferentes partes y tejidos del organismo nos formulamos las siguientes interrogantes científicas:
¿Será factible el uso de la magnetoterapia en el tratamiento de los traumatismos dentarios?

¿Qué beneficio reportará su utilización desde el punto de vista humano y económico para los pacientes?

Consideramos que es necesario evaluar la efectividad de la magnetoterapia como terapéutica complementaria en el tratamiento de los traumatismos dentales para que pueda ser incluida dentro de las guías prácticas o protocolos de tratamientos por constituir una técnica fácil de aplicar, inocua, económica para el paciente y constar con el equipo multipropósito con que se aplica la magnetoterapia en todas las clínicas estomatológicas sin utilizar por desconocimiento por parte de los estomatólogos, a diferencia del equipo de láser terapia que se encuentra limitado a pocos centros en el país.

Teniendo en cuenta todo lo antes expuesto nos planteamos la siguiente hipótesis:
La aplicación de la magnetoterapia es efectiva en el tratamiento de los traumatismos dentales lográndose evitar la aparición de complicaciones inmediatas y mediatas en los dientes afectados.

CAPÍTULO 2: MARCO TEÓRICO

La preocupación por las lesiones causadas por traumatismos sobre el complejo bucal, es tan antigua como las evidencias de la profesión misma. (35) Desde épocas tempranas de la "dentistería" las lesiones causadas en el complejo bucal por traumatismos o enfermedades, motivaron el ingenio de los dedicados para solucionar las limitaciones fisiológicas que aquellas provocaban. Lukacs (36,37) las ha descrito en sus trabajos, antecedentes de lesiones traumáticas caracterizadas por la pérdida de dientes anteriores en colecciones de cráneos de poblaciones prehistóricas de las Islas Canarias, lesiones estas atribuibles a los combates rituales como el "juego del palo". Alurus (38) encontró daños en dientes y maxilares de 3 individuos nubios, al parecer de carácter intencional como expresión de prácticas culturales que pueden adoptar dos patrones básicos: la ablación o extracción dentaria y la mutilación o afectación típica de los incisivos.

 Las causas de los traumatismos dentales son de naturaleza compleja y están influenciadas por diferentes factores, incluyendo a la biología humana, comportamiento y el medio ambiente. (39)

Se desconoce el número exacto de pacientes que sufren traumas en los dientes, sin embargo la frecuencia a juzgar por el número de lesiones que se observan debe ser elevada. Existen en la literatura numerosos estudios sobre traumatismos de los dientes, tanto de los temporales como de los permanentes, encontrándonos así los trabajos realizados por Ellis, Andreasen, Marcus, Gut y otros autores. Ellis y Davey informaron que de 4,25l niños de escuelas secundarias el 4.2 % presentaban dientes anteriores fracturados. Marcus y Gut en estudios separados, informaron sobre mayores frecuencias, de l6 y 20.2 % respectivamente mientras que Andreasen reporta en un estudio realizado en Dinamarca informando un 30 % de lesiones en los dientes temporales y un 22 % en los dientes permanentes. (19)

Se presentan de manera más o menos habitual en todos los grupos poblacionales y a través de las diferentes épocas históricas, afectando de un 20- 25 % de la población actual. (40) Se sabe también que uno de cada diez individuos ha sufrido lesiones dentarias traumáticas durante la vida. Para Andreasen (3) la importancia de estas lesiones puede comprobarse estadísticamente por el hecho de que en algunas sociedades uno de cada dos individuos sufre una lesión dentaria durante algún período de su vida. Los mecanismos exactos de lesiones dentales en su mayoría se desconocen y no existen evidencias experimentales sobre ellas; pueden ser resultado de traumas directos por golpes del diente contra una superficie más o menos dura, o indirectos por el cierre del arco inferior sobre el superior. El resultado del trauma directo suele ser la lesión de los dientes anteriores; la fuerza del golpe, la forma y grado de elasticidad del objeto que golpea, el ángulo direccional de la fuerza son factores que caracterizan el impacto y suelen determinar las características finales del traumatismo. (41) Otra causa muy importante de traumatismos dentales descrita con relativa frecuencia por varios autores, es el llamado Síndrome del niño golpeado, descubierto en aquellos infantes objetos de maltrato físico por sus mayores. (42,43) Cortes y otros (44) se refiere a 12 900 niños víctimas de lesiones no accidentales (NAI) registrados en su país, de los cuales la gran mayoría mostraba lesiones orales y faciales; para Creugers (45,46), en el 65% de los casos de maltrato infantil las lesiones interesan el área de la cabeza y la cara, mientras los dientes son particularmente susceptibles de daño. Las estadísticas señalan que es evidente que cada día va aumentando la prevalencia de las lesiones traumáticas de los dientes y sus estructuras de soporte en niños de edad escolar desconociéndose aún el número exacto de niños que sufren traumas dentales. (47) Las lesiones traumáticas dentales se presentan con mayor frecuencia en los sectores anteriores, específicamente el sector antero superior y representan un problema de gran impacto psicológico para los niños y familiares pues además del dolor y las claras molestias que del trauma se derivan, la modificación del aspecto estético lo hacen enfrentarse a repetidas críticas y burlas por sus compañeros de juegos con variable repercusión en su desarrollo psicológico y autoestima.(48-51) Los traumatismos en los dientes temporales tienen gran significación, no solo por los daños que pueden producir en el propio diente, sino también en los gérmenes permanentes en desarrollo por la estrecha relación topográfica que existe entre ellos desde el nacimiento. (52,53) Estas alteraciones pueden ir desde pequeñas manchas o decoloraciones hasta grandes erosiones o malformaciones de la corona o raíz. La magnitud de estos problemas está comprobada por los datos estadísticos que revelan hasta un 41% de lesiones en dientes permanentes asociados a traumas en dientes primarios. (54)

En la mayoría de los pacientes solo se afectan uno o dos dientes, que con mayor frecuencia son los incisivos centrales superiores para ambas denticiones. Los incisivos centrales inferiores y los incisivos laterales superiores sufren lesiones con menor frecuencia. Sin embargo, ciertos tipos de traumatismos, como los que ocurren en los deportes y los accidentes del tránsito favorecen las lesiones múltiples. (55)

Las estadísticas que se refieren a los diferentes tipos de lesiones dentarias varían según el lugar de tratamiento; así vemos que entre las que son tratadas en hospitales, predominan las más graves y que involucran los tejidos de sostén como luxaciones, exarticulaciones y fracturas dento-alveolares complejas, mientras que se observan allí menos fracturas dentarias. (56,57) Como contraste en los informes estadísticos de las clínicas dentales existe un predominio de las lesiones más leves como las fracturas coronarias y radiculares. Las fracturas de la corona son las que afectan en mayor proporción a la dentición permanente, (3, 9, 58) en Suecia se observó que es la fractura no complicada de corona la más frecuente (59). The Georgetown Family Dentistry demuestra que el 90% de los traumatismos se concentran en concusiones y fracturas no complicadas. El resto se encuentra representado por fracturas complicadas de corona, desplazamientos y avulsiones. (60)

Este evento es de suma importancia tenerlo en cuenta en la vigilancia de la salud bucal al incrementarse cada día la incidencia de accidentes en la población, fundamentalmente en edades tempranas, no conociéndose por ninguna otra vía esta información. Esto se hace con el objetivo de planificar los recursos y orientar la educación para la salud y la capacitación del personal profesional. (24)   Como bien recoge el Programa Nacional de Atención Estomatológica Integral a la Población no existe otra vía de información, pues no existen muchas investigaciones al respecto, ni documentos como Historias clínicas de traumatismos que recojan todos los datos que pudieran servir de base para hacer análisis e investigaciones en temas de trauma dentario.

La literatura estomatológica consta de estadísticas, clasificaciones, connotaciones físico-biológicas o psicológicas, tratamientos y complicaciones de los traumatismos en los pequeños; y en todos los casos, se puede observar que el objetivo fundamental al encarar este problema de salud, radica en la rehabilitación biológica y social del paciente para su disfrute y bienestar. (61,62) Jacobsen plantea, que el estudio sobre su etiología, indica pocas probabilidades de introducir medidas profilácticas al ser la misma, tan dispersa y variada.No obstante, existen algunos trabajos relacionados con la prevención y la protección bucal en los juegos y deportes. (63)

Es por ello que todos los esfuerzos deben estar encaminados no solo a tratar de manera adecuada estas lesiones, con el fin de restablecer funcional y psicológicamente al niño, sino tomar medidas para evitar que el daño ocurra. Se debe pues, dedicar gran parte del tiempo a las labores relacionadas con la promoción y prevención. La promoción se realizará en la comunidad misma, mediante campañas de educación para la salud, educación vial, normas de seguridad en los deportes o la recreación y la divulgación en los medios de comunicación u otras vías, de pautas tendientes a capacitar a todas aquellas personas que trabajan con niños o adolescentes incluyendo a los padres.

La prevención también se orientará en el sentido de evitar las complicaciones una vez que la lesión está instalada, y en este aspecto es necesario estar en contacto con todo el desarrollo de la terapéutica estomatológica.

Las lesiones traumáticas de los dientes se han clasificado de acuerdo a gran variedad de factores, como la etiología, anatomía, patología y terapéutica por varios autores. Actualmente es casi universal el uso de la clasificación de Andreasen, que es una modificación de la propuesta por la Organización Mundial de la Salud en su catalogación internacional de enfermedades aplicada a la Odontología y Estomatología de 1978. Esta clasificación se refiere a las lesiones de tejidos duros dentales y la pulpa (nervio), así como a los tejidos periodontales (tejidos de sostén de los dientes), la mucosa y el hueso. Tiene la ventaja de que se puede aplicar tanto a la dentición temporal como a la permanente. (64) Se clasifican en:

1. Lesiones de los tejidos duros y la pulpa.
-Infracción
-Fractura de corona.
-Fractura corono-radicular.
-Fractura radicular
2.- Lesiones de los tejidos periodontales
-Concusión
-Subluxación
-Luxación intrusiva
-Luxación extrusiva
-Luxación lateral
-Avulsión
3.- Lesiones de la encía o la mucosa oral
-Laceración
-Contusión
-Abrasión
4.Lesiones del hueso de sostén
-Conminución de la cavidad alveolar
-Fractura de la pared alveolar
-Fractura del proceso alveolar
- Fractura de maxilar o mandíbula.

En las guías prácticas clínicas cubanas ante traumatismos dentarios y faciales la clasificación recomendada es la de Ingeborg Jacobsen. (19)

CLASIFICACIÓN SEGÚN INGEBORG JACOBSEN (OSLO, NORUEGA)

l- Infractura o infracción del esmalte.
2- Fractura no complicada de la corona.
3-Fractura complicada de la corona.
4- Fractura mixta o de corona y raíz.

5- Fractura radicular.
6- Concusión.
7- Sub-luxación.
8- Luxación.
9- Exarticulación.

1-Infractura o infracción del esmalte

Es la línea de fractura que no llega al límite amelo-dentinal o se detiene en él sin ocasionar pérdida de tejido dentario por lo que los pacientes con este tipo de lesión traumática no acuden a solicitar atención especializada.

2-Fractura no complicada de la corona

Es la fractura que involucra al esmalte solamente, o al esmalte y la dentina y se divide en:
a. Fracturas de esmalte: Son muy comunes en los dientes temporales y permanentes, frecuentemente pasadas por alto por los padres y pacientes que muchas veces no acuden al especialista.
b. Fractura de esmalte y dentina: Son las lesiones de fracturas de corona que involucran el esmalte y la dentina. Se presentan comúnmente en ambas denticiones.

3-Fractura complicada de la corona

Esta lesión es aquella fractura coronaria que presenta exposición pulpar. Ocurre en los dientes permanentes generalmente y por lo general representan el motivo de consulta del paciente, el objetivo principal de tratamiento es mantener la vitalidad pulpar.

4-Fractura corona y raíz

Es la fractura que a la vez involucra la corona y la raíz, puede o no presentar exposición pulpar, los tejidos afectados son el esmalte, la dentina y el cemento radicular.La comunicación de la cavidad bucal a la pulpa y al ligamento periodontal, causa en estas fracturas una inflamación severa.

5-Fractura radicular

Esta lesión se presenta con cierta frecuencia en dientes permanentes, nunca en dientes con formación radicular incompleta, se caracteriza por la fractura de la raíz en cualquier dirección y lugar, puede o no haber desplazamiento del fragmento coronario.

 Las fracturas radiculares se clasifican en:
  I- Fractura del tercio apical.
  2- Fractura del tercio medio.
  3- Fractura del tercio cervical.

6-Concusión

Es la lesión del ligamento periodontal en que el diente se presenta sin movilidad y sin desplazamiento. Es común que el paciente con una concusión no acuda a solicitar atención estomatológica pero a veces se detectan en dientes contiguos a otros con lesiones más severas, por las que si acuden los pacientes.

7-Sub-luxación

Es la lesión del ligamento periodontal en que el diente se presenta con movilidad, pero sin desplazamiento.

8-Luxaciones

Es la lesión del periodonto en que el diente se presenta con movilidad y además existe desplazamiento. Son de dos tipos:
a. Intrusivas: Desplazamiento del diente en mayor o menor grado hacia la profundidad del hueso alveolar.
b. Luxación extrusiva y lateral:
Luxación extrusiva: Desplazamiento parcial del diente fuera del alvéolo.
Luxación lateral: Desplazamiento del diente en dirección perpendicular al eje longitudinal del mismo.

9-Exarticulación

Estas lesiones se denominan también avulsiones y comprenden todos aquellos casos en que el diente ha sido desplazado totalmente de su alvéolo.

Los traumatismos dentarios son considerados como una urgencia dentro de la asistencia de la consulta dental, que deben ser tratados de inmediato.

Requieren de una exploración mediata y controles a largo plazo, ya que pueden producir complicaciones y patologías pasado un tiempo de haberlos padecido. (65)

En los traumatismos dentales frecuentemente se ve afectada la pulpa con el consiguiente riesgo de desarrollar una infección odontológica, propiciada por la patología que se produce a nivel pulpar y periapical. (66)

Para el pronóstico de los dientes traumatizados, es de vital importancia, que un adecuado tratamiento sea efectuado lo más pronto posible después del trauma. Se recomienda atraer la atención de padres, representantes, educadores y profesionales de la salud, enfatizando que siempre que ocurran estos accidentes desafortunados se debe recurrir al Odontoestomatólogo, y no solamente cuando existe dolor o se ha perdido la estética. (67)

El tratamiento programado de las lesiones traumáticas de los dientes requiere una amplia gama de procedimientos terapeuticos, por lo que muchas veces debe realizarse de forma multidisciplinaria. La labor del odontoestomatólogo general es la mas importante ya que tiene una doble responsabilidad, por una parte, la de planificar el tratamiento y por otra la de derivar al especialista cuando sea necesario. (22)

La Asociación Americana de Endodoncia (AAE), ha desarrollado guías clinicas a modo de consenso. El tratamiento puede ser múltiple, desde eliminar el dolor protegiendo la pulpa (nervio) de los dientes, recolocación de los dientes avulsionados (se han salido del hueso que los sostiene), hasta distintas modalidades de tratamiento pulpar .En los protocolos de tratamiento según la clasificación del trauma dental se incluyen tratamiento de acupuntura, digitopuntura y auriculopuntura para aliviar el dolor, según la individualidad de cada paciente se pueden utilizar los medicamentos homeopáticos (Árnica, Chamomilla, Belladona, Lachesis) para el dolor, inflamación y sangramiento y laserterapia. (19)
La odontología lentamente ha dejado de ser una isla reservada al campo de la alopatía .Es considerada por la mayoría como una especialidad muy invasiva y en cierta forma lo es, los efectos adversos de los medicamentos alopáticos son bien conocidos por los pacientes, por lo que cada vez son más las personas que prefieren las medicinas holística.(68)

La magnetoterapia constituye otra modalidad de la Medicina Tradicional y Natural o Bioenergética de gran aplicación en diferentes especialidades médicas.

Magnetoterapia.

La magnetoterapia es la rama de la medicina que estudia las posibilidades de tratamientos de distintas enfermedades mediante la influencia del campo magnético en el organismo. (69)
Podemos diferenciar la aplicación de campos magnéticos producidos mediante corriente eléctrica (magnetoterapia propiamente dicha) de los campos magnéticos obtenidos mediante imanes, naturales o artificiales (imanterapia).Los campos magnéticos aplicados a la medicina son de baja frecuencia y de baja intensidad. (70)

El empleo de imanes data del 800 ANE. Los médicos de la antigua Grecia, Egipto, India y China describieron y practicaron la terapia magnética, la cual quedó plasmada en las escrituras de Homero, Platón y Aristóteles. (71)

 El nombre de magnetismo se acuñó en Grecia, bien debido al pastor Magnes, el cual –según se dice – comprobó como ciertos minerales atraían la contera metálica de su bastón, o bien derivado de la ciudad de Magnes, en Asia menor, donde abundan los minerales de estas características.

Por otra parte, en China se conocían desde hace tiempo las propiedades de las agujas imantadas, que suspendidas de un hilo señalaban el norte, fenómeno base de la brújula, que pasó a Occidente en el siglo XIII.

Paracelso, en el siglo XVI, utilizaba en sus tratamientos barras imantadas, distinguiendo los distintos efectos terapéuticos del polo norte y del polo sur.

En 1600, el médico inglés William Gilbert, en su obra De Magnete, considera la tierra como un enorme imán, lo que explicaba la orientación de la aguja magnética en el sentido de los meridianos

En el siglo XIX, el estudio de las corrientes alternas conduce al descubrimiento de la producción, a partir de ellas, del campo electromagnético. Los trabajos de Faraday, Maxwell y Gauss establecen las bases teóricas de sus aplicaciones prácticas, industriales y médicas.

A principio del siglo XX se destaca el interés por el efecto de los campos magnéticos sobre el organismo humano. M.F. Barnothy, en Estados Unidos, inicia una serie de recopilaciones de trabajos sobre el efecto biológico de los campos magnéticos. La NASA tiene un interés especial en el tema, por lo que propicia numerosas investigaciones. Y en distintos países, en especial en Alemania e Italia, destaca el interés por la aplicación terapéutica de la magnetoterapia.

La terapia magnética ya no constituye historia antigua ni fuerza misteriosa. La ciencia ha demostrado que la energía magnética pasa a través de toda materia y afecta todo ser viviente. Los campos magnéticos rodean la tierra y protegen las criaturas vivientes de las radiaciones perjudiciales; así como influyen en el comportamiento humano, la función mental y la energía física. (71)

La prueba definitiva de la importancia del campo magnético, en determinadas funciones fisiológicas, la ha proporcionado el examen médico de astronautas que han permanecido algún tiempo en estaciones espaciales: se les ha detectado la existencia de un discreto grado de osteoporosis, solo atribuible a la permanencia temporal en un medio con ausencia de campo magnético. Esta alteración, que se recupera con la vuelta a la superficie terrestre, ha mostrado la importancia de los campos magnéticos para el mantenimiento de una correcta osificación o para el tratamiento de la osteoporosis. (72)

A pesar de parecer mágica su habilidad de curar, los imanes no son magia; su función es muy simple. La magnetoterapia ayuda al cuerpo a recuperar su equilibrio electromagnético auto-sanativo de forma natural, debido a que cada órgano y cada célula de cada órgano del cuerpo esta electromagnéticamente influenciado. La regulación de las células, la función de los tejidos y la vida misma están controladas por corrientes electromagnéticas. (71)

Investigaciones han demostrado que la terapia de campo magnético restablece las funciones metabólicas alteradas que provocan dolor, edema (inflamación de tejidos), exceso de ácidos en los tejidos, y falta de oxígeno en las células; de esta forma iniciando la cura de los tejidos y aliviando el dolor. (71)

Efectos biológicos

La corriente variable genera un campo electromagnético, esto es, con componentes eléctricos y magnéticos.

La comprobación de los efectos terapéuticos de los campos magnéticos planteó la posibilidad de utilizar en terapéutica su producción mediante corrientes de baja frecuencia, ya que en ellas, al contrario que en la alta frecuencia, el campo magnético es mucho más intenso que el eléctrico. Los primeros ensayos fueron muy alentadores, y de las experiencias biológicas se pasó pronto a la aplicación clínica. En la actualidad, la frecuencia empleada en la producción de campos magnéticos terapéuticos es de 1 a 100 Hz. produciendo los siguientes efectos :

•Efecto sobre el aparato cardiovascular.
•Aumento de la presión parcial de oxígeno en los tejidos.
•Efecto sobre el metabolismo del calcio en el hueso y sobre el colágeno.
•Efecto sobre la actividad muscular. (73)

Producen efectos bioquímicos, celulares, tisulares y sistémicos.

En el ámbito bioquímico encontramos los siguientes efectos fundamentales
• Desviación de las partículas con carga eléctrica en movimiento.
• Producción de corrientes inducidas, intra y extracelulares
• Efecto piezoeléctrico sobre hueso y colágeno
.• Aumento de la solubilidad de las distintas sustancias en agua
 • Cambio del grado de ionización
 • Influencia en la actividad enzimática
.• Aumenta la efectividad y eficiencia de la cadena respiratoria
 • Varía el balance electromagnético del Na y el K.
 • Cambios en la orientación de las macromoléculas y los componentes subcelulares.
En el ámbito celular, los efectos indicados en el ámbito bioquímico determinan los siguientes
 •Estímulo general del metabolismo celular
•Aumenta el redox potencial tisular.
•Redistribución de carga equilibrando el potencial de membrana.
•Incremento del transporte de membrana
•Se produce un incremento selectivo de la actividad enzimática (incremento de la actividad de la SOD en linfocitos y no en eritrocitos

Efectos Terapéuticos

•Efecto anti-inflamatorio o antiflogístico.

•Efecto regenerador de tejidos.

•Efecto analgésico.

•Influencia Inmunológica. (74)

Las principales líneas de investigación del campo magnético aplicado a la medicina actualmente están dirigidas al:

•	Desarrollo de métodos y equipos para el tratamiento de enfermedades utilizando el campo magnético y electromagnético (CME).

•	Desarrollo e investigación de las posibilidades de diagnóstico mediante los sistemas de Imagen de Resonancia Magnética (IRM).

•	Estudio de los efectos adversos producidos por el CME(74)

La electro magnetoterapia consiste en el uso de imanes y dispositivos eléctricos para generar campos magnéticos controlados. El potencial de curación de los imanes es posible porque el sistema nervioso del cuerpo está regido, en parte, por diversos patrones de corrientes iónicas y campos electromagnéticos, los cuales pueden estimular el metabolismo y aumentar la cantidad de oxígeno disponible para las células. Cuando se usa adecuadamente, no tiene efectos colaterales adversos conocidos. Puede considerarse tanto una ciencia como un arte, es una ciencia, en cuanto a que el magnetismo se asemeja en su comportamiento y en sus principios a la electricidad; y es un arte porque su aplicación involucra la selección de imanes de diversas potencias, ubicados en puntos diferentes, para el tratamiento de diferentes enfermedades.(75)

La terapia magnética utiliza las energías naturales del magnetismo que son importantes para la salud y la existencia humana. Los seres humanos poseen complejos sistemas bio-electromagnéticos, así como todos los electro sistemas también contienen campos magnéticos. Un campo magnético pasa a través de todas las células y tejidos constituyendo una forma natural de ayuda al cuerpo.

El uso de una fuente magnética externa contribuye al proceso curativo del cuerpo, aliviando la necesidad de reducir sus propios recursos energéticos. (71)

El imán tiene dos polos y cada uno de ellos tiene efectos terapéuticos diferentes. El Polo Norte corresponde al potencial negativo (-) del imán, mientras que el Polo Sur al potencial positivo (+).

El Polo Norte (-) está principalmente indicado para calmar o suprimir el dolor, así como para combatir procesos inflamatorios e infecciosos, además es regenerador y relajante.

El Polo Sur (+) activa, impulsa, proporciona energía, vitalidad, es dinamizador y fortalece los procesos biológicos del organismo. Por lo tanto, está especialmente indicado en casos de rigidez, atrofias, debilidades y desgarros musculares, fracturas de huesos y ligamentos, esguinces, rehabilitación, cicatrización de heridas, artrosis, etc. (76)

Consideramos después de estudiado y analizados los efectos biológicos y terapéuticos de la magnetoterapia en general sobre el ser humano y comprobada su efectividad en varias afecciones de diferentes especialidades médicas que también es efectiva en el tratamiento de las lesiones traumáticas dentales evolucionando mejor los dientes afectados ante las complicaciones inmediatas (dolor, inflamación, sangramiento) y mediatas (perdida de la vitalidad pulpar, cambio de coloración del diente , reabsorciones radiculares) que suelen presentarse , evitándose de esta forma tener que realizar otros procederes más radicales entiéndase tratamiento pulpo radiculares(TPR) que convierten a estos dientes en campos de interferencias que en un momento dado pueden originar daños a órganos y tejidos a distancia.

La terapia magnética es un método de tratamiento no invasivo con un nivel de excito muy elevado que no presenta problemas con los efectos secundarios y las contraindicaciones son bien conocidas y a medida que se obtienen resultados relacionados con la efectividad de tratamientos específicos, tanto la evidencia anecdótica como la verificación científica se hacen más fuertes y válidas. La terapia magnética tiene mucho que ofrecer tanto en la prevención como en el tratamiento de enfermedades. (77)

<u>CAPÍTULO 3: CONTROL SEMANTICO</u>

1. <u>Campo magnético</u>: Es un campo de energía en virtud del movimiento de electrones. El polo magnético negativo mueve (gira) electrones hacia la izquierda y el polo magnético positivo mueve electrones hacia la derecha. (78)

2. <u>Gauss</u>: Es una unidad cgs de inducción magnética. Inducción magnética es el flujo por área de unidad, medido en ángulo recto a la dirección del flujo. Cada imán hecho del mismo material tendrá un valor Gauss diferente dependiendo de su tamaño, peso y forma. (79)

3. <u>Campo interferente:</u> Toda situación que desde el sistema estomatognático, genere una interferencia en el normal funcionamiento biológico del organismo, pueden ser además focos que son aquellos procesos de origen bacteriano, que generan sus efectos básicamente como consecuencia de la diseminación de gérmenes y sus toxinas. (80)

4. <u>Efectividad. f.</u> Capacidad de lograr el efecto que se desea o se espera.(81)

CAPÍTULO 4: OBJETIVOS

> ### GENERAL

Evaluar la efectividad de la electro magnetoterapia en el tratamiento de los traumatismos dentales.

> ### ESPECÍFICOS

1. Caracterizar la muestra según edad, sexo, tipo de trauma y diente lesionado.
2. Evaluar la evolución clínica de los pacientes durante la terapéutica tradicional y convencional atendiendo a variables de interés declaradas.
3. Detectar la posible aparición de efectos adversos durante el tratamiento tradicional.

CAPÍTULO 5: DISEÑO METODOLÓGICO

La presente investigación constituye un estudio longitudinal prospectivo cuasi experimental realizada en la clínica estomatológica del Hospital "Manuel Fajardo Rivero" de la ciudad de Santa Clara, con el objetivo de evaluar la efectividad de la electro magnetoterapia en el tratamiento de los traumatismos dentales. El universo estuvo conformado por todos los pacientes que acudieron a consulta durante el periodo del estudio por presentar lesiones traumáticas dentales, de ellos se tomó una muestra intencional de 100 pacientes según criterios del autor ,que fueron distribuidos en dos grupos por el método aleatorio

Criterio de Inclusión:

1. Pacientes cuyo diagnóstico sea el de traumatismo dental en dientes permanentes y estén clasificados como infractura o infracción del esmalte, fractura no complicada de la corona, fractura complicada de la corona (cuando la exposición pulpar es menor de 1 mm dentro de las primeras 48 horas después del trauma y en la exposición pulpar mayor de 1mm cuyo contacto con la saliva no rebasó las 24 horas) , fractura radicular, concusión, sub-luxación, luxación extrusiva y lateral
2. Edad entre 6 y 30 años, sin distinción de sexo ni color de la piel.
3. Pacientes que dieron su consentimiento a participar en el estudio de forma oral y escrita o los padres o tutores en el caso de los niños. (Anexo 1)
4. Haber acudido a nuestra consulta dentro de las 48 horas de ocurrido el trauma dentario.

Criterio de Exclusión:

1. Pacientes con dientes traumatizados clasificados como fractura complicada de la corona(con exposición pulpar menor de 1 mm después de 48 horas del trauma o con exposición pulpar mayor de 1 mm y el tiempo de contacto con la saliva fue mayor de 24 horas),fractura corona y raíz,luxaciones intrusivas y exarticulación
2. No desear participar en la investigación.
3. Pacientes embarazadas.
4. Pacientes con marcapasos.
5. Pacientes con limitaciones psíquicas o mentales para colaborar durante el tratamiento y las consultas evolutivas.
6. Pacientes que habían sufrido trauma dental con anterioridad del sector anterior.
7. Pacientes con lesiones en los tejidos blandos donde debian colocarse los imanes.(quemaduras, heridas abiertas, escoriaciones)
8. Pacientes a los que en la totalidad de los dientes traumatizados se les ha extirpado la pulpa.

Criterio de salida.

1. Pacientes que se ausentaron a más de tres sesiones del tratamiento con magnetoterapia.

2. Pacientes que no acudieran a las consultas evolutivas.
3. Pacientes que abandonan el tratamiento por su propia voluntad.

Métodos:

Los métodos utilizados fueron:

<u>Métodos empíricos</u>: Permitieron la recopilación de la información necesaria que sustentó nuestro problema científico durante la investigación.

Recolección de la información en el modelo de recolección de datos o historia clínica individual (Anexo 2) en consulta inicial y evolutivas.

La observación de los dientes traumatizados durante el tratamiento y en las consultas evolutivas (prueba de transiluminación para el cambio de color y prueba de movilidad).

La medición subjetiva del dolor mediante la escala analógica visual y de la vitalidad pulpar con el pulpo vitalómetro.

Pruebas radiográficas para detectar reabsorción radicular a nivel del diente traumatizado.

<u>Métodos teóricos</u>: La aplicación de los métodos teóricos permitió la sistematización de las principales ideas alrededor de la problemática que se aborda.

El inductivo-deductivo permitió conocer las particularidades que adopta los dientes traumatizados después de ser tratados.

El histórico-lógico permitió realizar un estudio de la evolución y el comportamiento del objeto de la investigación.

El analítico-sintético estuvo dirigido al estudio y análisis de los dientes traumatizados durante los diferentes tipos de tratamientos aplicados.

<u>Métodos estadísticos:</u>

Se determinaron frecuencias absolutas y relativas.

Se aplicaron las pruebas de Chi Cuadrado y Exacta y la Hipótesis de nulidad.

Operacionalización de Variables.

*Edad: Según edad cumplida se conformaron cuatro grupos

  6 – 11 años
 12 – 17 años
 18 _ 23 años
 24 _ 30 años

*Sexo: Según sexo biológico
Masculino y Femenino
*Tipo de Lesión traumática: Clasificación de las lesiones dentales de acuerdo a la etiología, la anatomía, la patología o la terapéutica.

Se utilizó la clasificación de Ingeborg-Jacobsen

1- Infractura o infracción del esmalte.
2- Fractura no complicada de la corona.
3-Fractura complicada de la corona.
4- Fractura mixta o de corona y raíz.
5- Fractura radicular.
6- Concusión.
7- Sub-luxación.
8- Luxación.
9- Exarticulación.

*Dientes traumatizados: Dientes que han sufrido un episodio traumático externo de variada intensidad y naturaleza ocasionándoles pérdida o no de estructura dentaria.

Se tomaron los dientes del sector anterior de ambos maxilares (incisivo central superior, incisivo central inferior, incisivo lateral superior, incisivo lateral inferior, canino superior, canino inferior) que presentaran línea de fractura, perdida de tejido dentario de la corona, movilidad del fragmento coronario, movilidad y desplazamiento dentario, sangramiento gingival dolor espontáneo a la masticación y/o ala percusión después de trauma.

*Evolución clínica.
- Dolor: Sensación subjetiva desagradable en un sujeto conciente capaz de ser manifestada o medida individualmente para referirse a una lesión interna o externa. (82)
  Se recogieron los datos de forma cuantitativa según la experiencia de cada paciente; reflejada en la escala analógica visual. (V.A.S.) (83)

- Sin dolor   ------------ 0
- Dolor leve   ------------ 1-4

- Dolor moderado   ------------- 5-8
- Dolor severo   ------------ 9-10

La escala se aplicó en la primera consulta, al tercer día y a los 15 de iniciado el tratamiento.

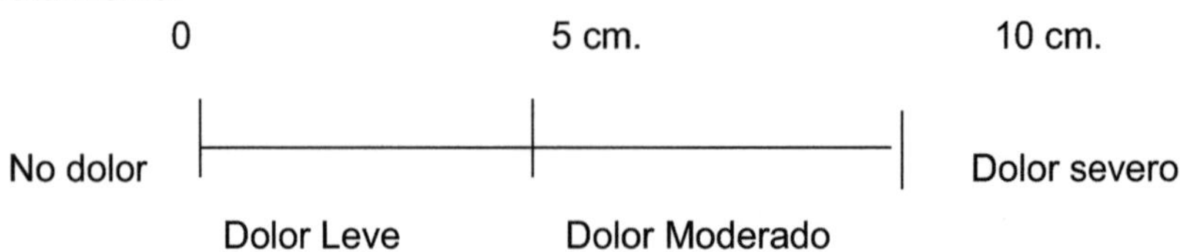

- Movilidad : Diente flojo, movimiento del diente de su posición habitual en sentido vertical y/o horizontal o desplazamiento del espacio alveolar en varias direcciones (facial ,lingual, lateral).(3)
Evaluamos la movilidad (si) o no aplicando una fuerza lateral en dirección labiolingual con la ayuda de dos instrumentos firmes el mango del espejo y la pinza porta algodón y presionando el diente hacia dentro de su alveolo. Se realizará en la primera consulta, a los 15 días de iniciado el tratamiento, a los 3 meses, 6 meses y al año de finalizado el tratamiento.
- Discromia: Alteración del color natural del diente.
Evaluamos el cambio de color (si) o no del diente mediante la prueba de transiluminación, comparando con los dientes adyacentes normales presentes en la boca del paciente, de ser posible con el diente contralateral del mismo tipo. Se realizó en la primera consulta, a los 15 días de iniciado el tratamiento, a los 3 meses, 6 meses y al año de finalizado el tratamiento.
- Vitalidad pulpar: Sensibilidad de la pulpa o respuesta ante diferentes tipos de estímulos según su aporte vascular. (3)
Vitalidad Positiva: Respuesta normal del diente traumatizado ante el estímulo de corriente eléctrica aplicado teniendo en cuenta el valor obtenido en un diente adyacente normal de la misma serie y en el contralateral del mismo tipo.
Vitalidad Disminuida: Respuesta anormal del diente traumatizado ante el estímulo de corriente eléctrica aplicado teniendo en cuenta el valor obtenido en un diente adyacente normal de la misma serie y en el contralateral del mismo tipo. Se va perdiendo la vitalidad.

Vitalidad Negativa: No hay respuesta del diente traumatizado ante el estímulo de corriente eléctrica aplicado, perdida de la vitalidad (necrosis pulpar).
 Se realizó la prueba pulpar eléctrica con un pulpo vitalómetro marca VEB MLW de fabricación alemana a todos los dientes traumatizados a los 3 meses, 6 meses y al año de finalizado el tratamiento.
• Reabsorción radicular: Reabsorción o pérdida de tejido que afecta al cemento o la dentina o ambos, en la raíz de un diente. Puede ser interna y externa o apical.(3)
Evaluamos la aparición (si) o no de reabsorción radicular en el diente traumatizado mediante registros radiográficos a los 3 meses, 6 meses y al año de finalizado el tratamiento.

*Tiempo de evaluación: Momento en el tiempo en que evaluamos la evolución de los dientes traumatizados tomando como referencia la 1ra consulta inicial.
- 3er día de iniciado el tratamiento
-15 días de iniciado el tratamiento
-3 meses de finalizado el tratamiento
-6 meses de finalizado el tratamiento
-1año de finalizado el tratamiento
*Reacciones adversas: Son aquellas reacciones que se presentan durante y después del tratamiento y que no forman parte del cortejo sintomático.
Evaluamos su aparición (si) o no según sean referidas por el paciente durante el tratamiento o en las consultas evolutivas.

*Tipo de Tratamiento: Tratamiento médico recibido ante una alteración de la salud.
Convencional: Tratamiento dispuesto en las guías prácticas para cada tipo de trauma dental excluyendo la láser terapia. (Anexo 3)
Tradicional: Tratamiento dispuesto en las guías prácticas para cada tipo de trauma dental más la aplicación de electro magnetoterapia excluyendo la láser terapia.

*Efectividad del tratamiento: Capacidad de lograr el efecto que se desea o espera. (81)
Efectivo: Consideramos efectivo el tratamiento cuando realizada la consulta control al año el paciente no presenta en ninguno de los dientes traumatizados

dolor de ningún tipo, movilidad, cambio de coloración, perdida de la vitalidad ni reabsorción radicular.

Medianamente efectivo: Consideramos medianamente efectivo el tratamiento cuando realizada la consulta control al año el paciente presenta en todos o alguno de los dientes traumatizados dolor leve, movilidad y/o cambio de coloración pero no presentaba reabsorción radicular ni perdida de la vitalidad .

No efectivo: Consideramos no efectivo el tratamiento cuando realizada la consulta control al año se presentaba en todos o alguno de los dientes traumatizados dolor moderado o severo, movilidad, cambio de coloración, perdida de la vitalidad y/o reabsorción radicular.

Procedimientos

Se confeccionó una historia clínica como modelo para la recolección de los datos por el investigador la cual fue llenada a todos los pacientes de la muestra de estudio (Anexo 2). Se examinó el total de la muestra en la consulta de estomatología. Se les explicó a los pacientes en qué consistía el tratamiento para obtener la confianza necesaria de su parte en cuanto a su ejecución y lograr su consentimiento de inclusión en cualquier grupo de estudio.

En esta primera consulta se realizó un interrogatorio y examen bucal minucioso donde se colocó al paciente en el sillón dental en una posición que permitiera visualizarse el sector anterior, utilizando luz natural con la mejor iluminación posible y un set de espejo bucal y explorador dental no. 5, pruebas diagnósticas como radiografías periapicales en los casos que fuera posible, se les aplicó la escala analógica visual para la medición del dolor y la prueba de movilidad.

Se clasifican los dientes traumatizados según la clasificación de Ingeborg Jacobsen, incluyéndose en el estudio la infractura o infracción del esmalte, fractura no complicada de la corona, fractura complicada de la corona, fractura radicular, concusión, subluxación y luxación. Si el diente antes del trauma tenía cambio de coloración o había recibido tratamiento endodóntico no se incluyen en el estudio.

Se conformaron los grupos de forma aleatoria, los números pares formaron parte del grupo 1 de estudio tratado tradicionalmente (tratamiento convencional más electro magnetoterapia) y los impares del grupo 2 testigo tratado convencionalmente como establecen las guías prácticas solo que no utilizamos láser terapia.

<u>Tratamiento del Grupo 1</u>

Según la clasificación del diente se realiza el tratamiento convencional (Anexo 3) y se le agrega la magnetoterapia. Empleamos el equipo multipropósito KWD-808 II de fabricación china y los imanes taiki de 1200 gaus, utilizamos la corriente 2 Onda densa –dispersa con una frecuencia de 5 a 10 Hz y la intensidad baja soportada por el paciente.

Se colocan dos imanes acoplados al equipo por un cable en contacto con la piel del paciente a nivel de la zona de los dientes lesionados y se aguantan con una banda elástica luego se enciende el equipo, colocamos el tipo de onda, la frecuencia y se comienza a elevar la intensidad hasta que el paciente sienta la corriente sin provocarle dolor por 30 minutos.

Se aplican 10 sesiones de tratamientos.

<u>Tratamiento del Grupo 2</u>

Según la clasificación del diente lesionado se realiza el tratamiento convencional. (Anexo 3)

Evolución clínica

Se llevo por igual en ambos grupos a los tres días y 15 días de iniciado el tratamiento (tratamiento tradicional finalizado) y a los 3 meses, 6 meses y al año de finalizado.

El dolor lo evolucionamos aplicando la escala analógica visual , la movilidad comprobando la misma directamente en el diente (prueba de movilidad), el cambio de coloración comparándolos con los dientes vecinos y por la prueba de transiluminación, la vitalidad pulpar de los dientes traumatizados con el pulpovitalómetro (prueba eléctrica), la aparición de reabsorción radicular mediante los rayos x (placas periapicales) y la aparición de reacciones adversas mediante el interrogatorio al paciente.

Con todos los datos recogidos en estas consultas evolutivas o de control después de 1 año de terminado el tratamiento evaluamos la efectividad del mismo según los criterios establecidos por el investigador.

Todos los instrumentos así como los tratamientos fueron aplicados por el investigador.

Recolección de la información.

Se determinaron frecuencias absolutas (número de casos) y relativas (porcentajes) en las distribuciones de frecuencia conformadas.

Dada la existencia de un conjunto de variables cualitativas los resultados obtenidos en este estudio se sometieron a procesos de organización y resumen utilizando para ello el procesador estadístico SPSS versión 11.0 mediante el cual se presentaron las tablas de contingencia para el análisis de los datos y se aplicaron las pruebas de Chi Cuadrado y Exacta, esta última cuando el estadígrafo anterior no satisfacía las condiciones de aplicación, es decir frecuencias esperadas en la celda menor a 5 unidades. Se tomó como nivel de confianza el 95% de modo que valores esperados de significación inferiores a 0,05 se consideraron significativos a la interpretación estadística.

Se aplicó la Hipótesis de nulidad estableciéndose su rechazo si $X^2 > 3.84$ y su aceptación si $X^2 < 3.84$.

Se empleó una PC Pentium IV con ambiente de Windows XP. Los textos se procesaron con Word XP y las tablas se realizaron con Excel XP.

Aspectos Éticos.

El proyecto de esta investigación fue revisado y aprobado por el consejo científico y el comité de ética médica del hospital "Cdte Manuel Fajardo Rivero" de Villa Clara. El estudio se llevó a cabo teniendo en cuenta las normas éticas internacionales para las investigaciones experimentales y biomédicas con humanos (Código de Nuremberg, Declaración de Helsinki I y II, Principios de Ética Médica de Naciones Unidas, Normas éticas del CIOMS, Declaración Universal del Genoma Humano y los Derechos humanos) y normas éticas nacionales como son los principio de la Ética Médica, Normas éticas de buenas prácticas en la experimentación con humanos. (84) Estas normas éticas se tuvieron en cuenta desde el diseño del proyecto de investigación, asegurando su estricto cumplimiento a lo largo del proceso de estudio y que culmina con la presentación de los resultados.

La información obtenida se utilizó solo con este fin, se explicó a cada paciente en que consistía el estudio esclareciendo que no implicaría daño alguno para su salud, al respecto elaboramos un modelo de consentimiento informado que fue firmado por cada paciente y los padres o tutores en el caso de los niños premisa fundamental dentro de los principios básicos a tener en cuenta, a fin de satisfacer las exigencias morales, éticas y legales en la investigación con seres humanos y no violar los principios bioéticos de beneficencia, de no maleficencia, de autonomía y de justicia. (85)

El equipo de electromagnetismo solo es utilizado por el investigador, el cual está capacitado para su uso y tomando las medidas técnicas y de seguridad necesarias para evitar accidentes.

CAPÍTULO 6: RESULTADOS Y DISCUSIÓN

La distribución de la muestra **(Tabla 1)** se comportó con predominio del grupo etario de 12 a 17 años con 46 pacientes (46%) seguido por el grupo de 6 a 11 con 36 (36%); con relación al sexo, de forma general, se observó una prevalencia mayor del sexo masculino con 76% sobre el femenino con 27%, siendo significativa la proporción del sexo masculino también en los grupos de 12 a 17 y 6 a 11 respectivamente.
No existe significación estadística $P = 0,801… > 0,05$
Estos datos son importantes a la hora de analizar y planificar las políticas desde el punto de vista promocional, preventivo y curativo a desarrollar en cada caso, pues teniendo en cuenta las características de cada grupo etario y sexual nos permite   trazarnos estrategias más asequibles y eficaces, que se puedan implementar de acuerdo a las actividades principales de cada grupo de edad y sexo. En los escolares de primaria las lesiones fundamentales son producto de caídas jugando en el patio de la escuela o en la calle y aprendiendo a montar bicicleta o patines y en el adulto joven son más frecuentes durante la práctica de deporte (varones fundamentalmente deportes de combate y el fisicoculturismo), accidentes automovilísticos y por peleas en la calle y en las escuelas internas.
En cuanto a la edad coincidimos con estudios realizados por Marcenes et al en Siria y Brasil, Murray en U. K.,   Cortes et al y Nicolau et al en Brasil, Delttre et al en Francia donde la mayor frecuencia se encontraba en el rango de edad de 9 a 15 años en dientes permanentes.
MT Flores, JO Andreasen, LK Bakland (86) en estudios epidemiológicos revelaron que uno de dos niños ha sufrido traumatismo dentario, más frecuentemente entre los 8 y 12 años.

No coincidimos con el estudio realizado por Rodríguez (63) en Venezuela donde el grupo de mayor vulnerabilidad se inscribió en edades comprendidas entre 6 y 10 años con 62 casos para un 28.9% ni con otros autores como Al-Jundi SH, Majorana Hamuy y Duarte quienes consignan una incidencia mayor entre niños de edades tempranas pues tienen en cuenta el trauma también a los dientes temporales.

En cuanto al sexo coincidimos de forma unánime con los autores Sae-Lim V, Caldas AF, Altay N, Andreasen, Blanco LP. En el estudio realizado por Rodríguez (63) en Venezuela el 65.6% correspondió a este sexo. Sabás, Alonso, Pascual, y Castillo (10), muestran igualmente una mayor incidencia entre varones (57.7%). El estudio desarrollado por Soriano (43) en Pernambuco con escolares arroja asimismo valores superiores entre los varones al estar comprometidos el 30.0% de ellos.

Muriithi HM, Masiga MA, y Chindia ML (87), del Departamento de Odontopediatría de la Universidad de Nairubi, realizaron un estudio retrospectivo en niños de 0- 15 años en el cual de los 505 pacientes con trauma dental, el 63.3 % pertenece al sexo masculino y solo el 37.0 % a las féminas. Castillo (2) en Camajuaní encontró en el género masculino la mayor afectación pues representaron, el 55,4% del total de niños traumatizados. Artun J, Belbehani F y colaboradores (88), afirman que el trauma incisal es un problema clínico significativo entre niños y adolescentes con un predominio de las lesiones entre aquellos del sexo masculino (19.3 %); iguales resultados nos muestran las investigaciones de Glendor (89) en Vastmanland, Suecia, y Copenhagen, Dinamarca. Kirzioglu, Karayilma y Ertuk en su experiencias, donde la incidencia de tales lesiones alcanza el 59.5% del total de casos estudiados. La literatura conserva numerosas investigaciones que demuestran estos resultados similares, donde resultan ser los varones los mayormente afectados por traumatismos dentarios coronarios, estableciéndose en muchas ocasiones una proporción de 1:2 de los varones sobre las hembras. (3, 11,19, 44,62, 90 -92)

Nuestros resultados difieren a los de Andreasen JO (93) en su estudio factores de índole social y familiar, en Dinamarca que expone que los niños y niñas lo sufren en igual proporción.

La razón de que los traumatismos dentarios tengan un predominio en el sexo masculino sobre el femenino tanto en el presente estudio como en investigaciones llevadas a cabo por prestigiosos investigadores nacionales e internacionales pudiera deberse a las características genéricas de ambos sexos. De todos es conocida que por tradición generalmente a las hembras se les imponen reglas de conducta y comportamiento que difieren de los varones limitándolas más de juegos y actividades peligrosas; sin embargo en los varones por la naturaleza de sus actividades mucho más intensas, activas y riesgosas y con mayores libertades a causa de factores de índole social y familiar arraigados en nuestra sociedad se incrementa la posibilidad de que sean lesionados con mayor frecuencia.

Con relación al tipo de lesión traumática que con mayor frecuencia se presentó **(Tabla 2)** fue la infractura del esmalte con 137 dientes (37.84%) seguida por la concusión con 77 (21.27%) y la fractura no complicada de la corona con 74 (20.44%). Andreasen plantea que las fracturas de la corona incluyen del 26 al 76% de los traumatismos dentales durante la dentición permanente y que las fracturas radiculares son poco comunes solo del 0,5 al 7%.

No coincidiendo estos resultados con el estudio realizado en Bauta por Ferro donde encontró que la lesión que predominó fue la fractura de corona no complicada de esmalte y dentina con un 53.3%, la fractura de corona complicada resultó el 7.9% de los dientes lesionados (4), similares resultados reportaron Castillo en su estudio en Camajuaní (2) y Rodríguez en Venezuela (63) con predominio de las fracturas no complicadas de coronas en más del 45% de los casos reportados.

Rodríguez JG (91) en su Estudio en San José de las Lajas encontró que la fractura de esmalte fue la más predominante con (67.1%)al igual que Cem Güngör H, Uysal S, Altay N de la Universidad de Ankara en su estudio de 93 pacientes.(94)

Consideramos que muchos autores en sus estudios toman a la infracción del esmalte dentro de las fracturas no complicada de corona y en ocasiones por la falta obvia de una perdida notable de estructura dentaria y la no preocupación de padres y pacientes les restan importancia a estas lesiones no teniéndolas en cuenta.

La mayoría de las lesiones dentarias afectan a los dientes anteriores como se observa en la **Tabla 3**.Los incisivos centrales superiores con 35.25% fueron los más afectados seguido de los incisivos laterales superiores con 31.76% y los incisivos centrales inferiores con 12.43% y al relacionarlos con el tipo de lesión se observa que el trauma que más se presentó en los incisivos centrales superiores fue la fractura no complicada de la corona con 37.09%, en los incisivos laterales superiores la infracción del esmalte con 46.95%, en los caninos superiores la concusión con 61.29% ,en los incisivos centrales y laterales inferiores la infracción del esmalte con 54.28% y 29.30 % respectivamente y en los caninos inferiores la concusión con 55.55%.

Coincidimos con Rodríguez quien observó que el diente más afectado fue el Incisivo Central Superior   con el 28.9 % (63). Las investigaciones de Prata, Duarte, Valera y Carneiro (92), en Brasil, concuerdan con nuestros hallazgos al señalar al incisivo central superior como el diente más afectado en el 92.8 % de su serie.   Wiegand, Rding(38), Huang, Wang y Lin (50) acusan un 88.5 % de afectación entre los incisivos maxilares correspondiendo al incisivo central el 87.5 % del total (95), resultados estos semejantes a los nuestros y los obtenidos por Priliasco (96) y Adekoya en que el incisivo central superior resulta el diente permanente más afectado con (64.0%) (97). Para Gallego y Colaboradores (91), la mayoría de las lesiones ocurren en dientes anterosuperiores provocando una disminución de la capacidad masticatoria, de dicción, y hasta implicaciones psicológicas en casos de pérdidas dentarias, y descubre al Incisivo Central Superior Derecho como el más involucrado.

Los incisivos parecen ser los más afectados quizás por ser los primeros dientes permanentes que brotan en el sector anterior y estar más tiempo expuestos a golpes y traumatismos además por la posición más vertical y anterior de estos dientes en el arco dentario y la inclinación de los ejes longitudinales de los dientes en su hueso basal anterior y por consiguiente los de mayor propensión y vulnerabilidad a estas lesiones, siendo aún mas afectados en los niños que presentan resalte aumentado o protusión de incisivos.

El dolor es uno de los síntomas con que acuden los pacientes a las consultas de urgencia y que debemos solucionar con gran brevedad para mejorar su bienestar, en el caso de las lesiones traumáticas los pacientes refieren sentir en los dientes traumatizados dolor espontáneo, a la masticación, a la palpación, a la percusión, a los cambios de temperatura etc. En la **TABLA 4** se observa la evolución del dolor según Escala Analógica Visual durante el tratamiento en ambos grupos, en la 1ra consulta el dolor moderado fue el más referido con 44% en el grupo 1 y 50% en el 2. A los tres días de iniciado el tratamiento (durante el tratamiento) 78% de los pacientes del grupo 1 referían no dolor y 50% del grupo 2 dolor moderado, no despareciendo el dolor en ningún paciente. A los 15 días de iniciado el tratamiento (finalizado el tratamiento) referían no dolor 96% de los pacientes del grupo 1 y 26% del grupo 2, en este grupo el mayor porciento 66 % referían dolor leve. Existe significación estadística P = 0,000… < 0,05

No podemos comparar nuestros resultados obtenidos con otros autores por no existir ningún trabajo similar al nuestro, los estudios publicados sobre traumatismo son en su mayoría estudios epidemiológicos de incidencia y prevalencia, no de efectividad de los tratamientos convencionales establecidos ni con técnicas de Medicina Tradicional. Solo en las guías prácticas en el capítulo de traumatismo dentario y facial se hace referencia al uso de la acupuntura, homeopatía y láser terapia y un trabajo nuestro publicado de tratamiento de magnetoterapia en avulsión dentaria.

Contamos únicamente con nuestra experiencia desde el año 1997 hasta la fecha utilizando diferentes métodos de la medicina tradicional y natural en el tratamiento de los traumas dentarios y en los últimos cinco años con la incorporación de la magnetoterapia en nuestra línea de investigación.

El dolor es un evento neurofisiológico, neuroquímico y bioquímico, asociado a los estímulos que provocan daño tisular; incluso, a veces, en el hombre no logra tal daño orgánico, mas la emoción-cognición dolorosa se hace presente en circunstancias anormales. Es una respuesta subjetiva y conductual, con manifestaciones displacenteras de temor, lucha o huida, provocada por estímulos nociceptivos, es una sensación difícil de definir y valorar, que ha sido considerado por los antiguos como "algo desagradable y opuesto al placer". (98)

El aumento en la toxicidad medicamentosa y otras técnicas invasivas, que no siempre producen alivio de dolor, ha incrementado el uso de terapias naturales y biológicas, ya en los tratamientos convencionales en la guía prácticas está pautado el uso de la acupuntura, la homeopatía y el láser terapia.

La acupuntura alivia el dolor y puede aumentar la respuesta inmune equilibrando el flujo de energía vital a través del cuerpo, estimula la liberación de endorfinas y encefalinas las sustancias químicas naturales del cuerpo para aliviar el dolor que tienen un efecto similar a la morfina (99), afecta la producción y distribución de una gran cantidad de neurotransmisores (sustancias que transmiten los impulsos nerviosos al cerebro) y neuromoduladores (sustancias producidas por las neuronas) que actúan sobre los neurotransmisores y que estos a su vez alteran la percepción del dolor. (100)

Esta liberación de péptidos endógenos, se produce rápidamente al comenzar la estimulación y no desaparece con la terminación de la estimulación, sino que persiste por un período de tiempo prolongado, puede durar varias horas, e incluso días, y contribuye, de forma decisiva, en la analgesia. La acupuntura parece ser capaz de regular todos los procesos fisiológicos del organismo mediante la activación de la función homeostática del sistema nervioso autónomo. (101)

Los mecanismos del dolor de la acupuntura se explican entre otras teorías por las teorías neurológicas. Según la teoría neurofisiológica de la puerta de control de Melsalk y Wall al estimular un punto de acupuntura se produce una sensibilidad táctil cuyos impulsos nerviosos son conducidos por fibras aferentes mas gruesas tipo mielínicas, (alfa , beta y gamma) que tienen una velocidad de conducción mas rápida y provocan un bloqueo en la transmisión del impulso en el nivel de la sinapsis de la segunda neurona que se localiza en los cuernos posteriores de la médula espinal por eso se dice que la puerta funcional del dolor se cierra . Otros plantean que este mismo mecanismo ocurre en el nivel del tálamo (segunda puerta funcional) o en varios niveles del sistema nervioso teoría de puertas múltiples. (99)

El tratamiento acupuntural de la medicina tradicional va encaminado a tratar el desequilibrio energético presente en el cuerpo humano, mediante el estímulo de los puntos de acupuntura, tonifica, dispersa o desbloquea la energía de un determinado órgano o canal lesionado en este caso por el trauma, mientras que el tratamiento farmacológico incluye un arsenal de medicamentos que inciden específicamente sobre los síntomas de la enfermedad. El punto acupuntural estimulado lg4 es el punto más analgésico de la parte superior del cuerpo de gran utilidad en todas las afecciones estomatológicas.

 La aplicación de diferentes técnicas tiene como objetivo la recuperación del equilibrio, mediante la estimulación o activación de los mecanismos del propio cuerpo, más que la guerra contra los agentes productores de desequilibrio. (99)

La homeopatía no solo alivia los síntomas con que se presenta la enfermedad, sino que también vuelve a establecer el orden interno en los niveles más profundos y por lo tanto proporciona una curación duradera (100) El uso de medicamentos homeopáticos a potencias bajas y medias en enfermedades agudas y locales hacen que los síntomas agudos locales y generales mejoren y entre ellos el dolor. (102)

El Árnica Montana utilizado es el traumático por excelencia, tiene alto valor como vulnerario (cura las heridas). Se relaciona con las heridas y hemorragias, manchas moradas, manchas violáceas, dolor después de una extracción dental, sequedad de la boca y sed, lengua seca y saburra blanca, olor pútrido, paciente desesperado, sobrexcitado, no quiere conversar con nadie. El paciente agrava por el contacto, mejora acostado con la cabeza baja y tiene una acción profunda y rápida. (103,104)

Lo consideramos como el medicamento fundamental de elección desde las primeras horas después de ocurrido el trauma dentario cualquiera que sea este, de él depende en gran medida el pronóstico final del diente y que el paciente no presente dolor, inflamación y no se provoqué cambios en la coloración de la corona del diente por extravasación sanguínea a través de los canalículos dentinales.

Los imanes se colocan en el maxilar superior en el punto Ig19 bilateral y en el maxilar inferior en el extra 5 bilateral estimulándose estos puntos directamente y creando un campo magnético en todo el sector anterior que hace se desobstruyan y desbloqueen los canales yang afectados por el éxtasis de energía y sangre producido por el trauma.

El Dr. William Philpott plantea que la energía magnética negativa es capaz de resanar la parte de la piel dañada , elimina la formación de cicatriz cuando sana la herida y es efectiva para aliviar el dolor debido a su acción de oxigenación y alcalinización.Investigaciones han demostrado que la terapia de campo magnético restablece las funciones metabólicas alteradas que provocan dolor, edema (inflamación de tejidos), exceso de ácidos en los tejidos, y falta de oxígeno en las células; de esta forma inician la cura de los tejidos y alivian el dolor (71)

En su clásico estudio, Síndrome de Deficiencia Magnética, el Dr. Nakagawa ha comprobado que la aplicación de imanes alivia el dolor en siete de cada diez personas, resultando tan bueno o mejor que la medicina "ortodoxa.

La parte externa de cada célula nerviosa contiene una carga positiva, mientras que el interior de la célula posee una carga negativa. En presencia de dolor, la sangre suministra más potasio a la membrana celular cargada positivamente, aumentando de esta forma la carga positiva. Como resultado, una fuerte corriente fluye a través de las neuronas cerebrales registrando la sensación de dolor. Si se le aplica un campo magnético al lugar del dolor, las diferentes cargas se neutralizan y el flujo de corriente disminuye y cesa eventualmente. El efecto de regular el potencial de membrana ayuda a elevar el umbral del dolor en las fibras nerviosas sensitivas, de este modo tiene una intervención directa e indirecta sobre los mecanismos del dolor. (105)

Clínicamente tiene efectos analgésico y antinflamatorio, el dolor se alivia porque a nivel celular aumenta la difusión de oxigeno, el metabolismo celular, así como el intercambio mineral en la célula. De esta forma mejora la circulación, se acelera la regeneración de los tejidos y proporciona un efecto regulador en el sistema nervioso. (71) También el efecto analgésico se deriva en gran medida de los efectos antiflogístico, una vez que se libera la compresión a que son sometidos los receptores sensitivos en el lugar de la lesión.

Consideramos que en el grupo 1 la analgesia producida por la acupuntura, la homeopatía y los demás tratamientos convencionales se ve reforzada claramente por los efectos sobre los tejidos lesionados que origina la magnetoterapia, efectos duraderos que derivan tanto de la actuación de los campos magnéticos sobre las terminaciones nerviosas como de la reducción de las condiciones que provocan el dolor (inflamación). La energía magnética biológicamente compatible somete al nervio y tejido celular a cambios en potenciales eléctricos, los cuales podrían inducir un efecto analgésico temporal y promover la cura del tejido dañado (71)

En estomatología son varias las causas de movilidad dentaria y entre ellas están los traumatismos, en la **TABLA 5** se observa que en la 1ra consulta donde acudieron los pacientes con el trauma el 19.17% de los dientes lesionados en el grupo1 y el 20.71% del grupo 2 presentaban movilidad de diferentes grados. Estos dientes fueron ferulizados y se evolucionaron a los 15 días de iniciado el tratamiento observándose en el grupo 1 que solo el 2.07% mantenían la movilidad a diferencia del grupo 2 que permanecía en el 12.42% de los dientes. En las consultas evolutivas de los 3 meses, 6 meses y 1año después de terminado el tratamiento en el grupo 1 de estudio ningún diente presentó movilidad, no así en el grupo 2 testigo que se mantuvo la movilidad en 9.46%, 4.76% y 1.18% de los dientes respectivamente. Existe significación estadística P = 0,000... < 0,05

Todos los autores coinciden que es más frecuente la movilidad en las luxaciones y las fracturas radiculares que en las fracturas de la corona, que el grado varia según la intensidad del trauma y que los dientes deben ser ferulizados constituyendo su presencia después del tratamiento un criterio de fracaso del mismo. (3, 19, 22,29)

Con el uso de la magnetoterapia todos los tejidos de sostén del diente recuperan su estado normal en breve tiempo por su efecto regenerador de tejidos, al haber una apertura circulatoria en el área de la lesión se depositan gran cantidad de macrófagos y otros sistemas de limpieza del tejido y además se estimula la función de los elementos propios del tejido en el sentido de renovar todo el material dañado. La reparación ósea y la consolidación de las fracturas del hueso alveolar y de la raíz consolidan en poco tiempo porque los distintos procesos evolutivos (organización del coágulo, diferenciación celular, calcificación, etcétera) se ven favorecidos por el aumento del aporte vascular proveniente tanto del tejido pulpar como del ligamento periodontal, se destaca aquí el papel del campo magnético en la estimulación de los fibroblastos hacia la producción de fibra colágena para la matriz del tejido e incluso la diferenciación de células madres o mesenquimales en la dirección de fibroblastos y en la dirección de la angiopoyesis o neoformación de vasos sanguíneos.(105)

El cambio de color en los dientes después de traumatismos es un fenómeno bien conocido y es una de las complicaciones más frecuentes. Como se observa en la **Tabla 6** a los 15 días de iniciado el tratamiento en el grupo 1 el 1.55% de los dientes traumatizados presentaban discromia y en el grupo 2 el 4.14%. En las consultas evolutivas de los 3 meses, 6 meses y 1 año después de terminado el tratamiento en el grupo 1 de estudio los resultados se comportaron discretos con 2.07%,2.07% y 3.10% respectivamente no siendo así en el grupo 2 que fueron aumentado los dientes con discromia a medida que se iban presentando lesiones pulpares que en ocasiones provocaron necrosis pulpar; al año del tratamiento el 36.68% presentaban cambios de coloración. Existe significación estadística P = 0,000… < 0,05

Stephen Cohen y Richard C. Burns consideran que la hemorragia pulpar por traumatismo es el factor más importante de los dientes oscurecidos. Fish plantea que cuando la lesión no es suficiente fuerte como para romper las arterias que pasan por el orificio apical, pueden cerrar o acortar las delgadas paredes de las venas produciéndose una hemorragia pulpar y una dispersión posterior en los tejidos dentarios duros. Plantea que los eritrocitos liberados sufren hemólisis y liberan hemoglobina que al degradarse dejan hierro libre que se combina con el anhídrido sulfhídrico formándose el sulfuro de hierro factor primordial en el oscurecimiento al penetrar en los canalículos dentinales así como en el esmalte. Además la descomposición de los residuos necróticos de la pulpa en la cámara crea compuestos colorantes que modifican el color del diente.

Consideramos que aunque no se puede evitar la hemorragia pulpar por el traumatismo si podemos con el uso inmediato del árnica y la magnetoterapia evitar que la sangre se extravase en la cámara pulpar. El árnica disuelve los coágulos sanguíneos y hace desaparecer la sangre extravasada de los vasos.

Debemos comenzar desde una etapa inicial con el tratamiento tradicional donde la alteración del color si existe es de un tono rojo rosáceo, porque ya a las 2 semanas la descomposición de los componentes sanguíneos cambia el color a azuloso y visto a través del esmalte a gris azuloso.

Si logramos mantener la vitalidad pulpar con el magneto al aumentar la irrigación sanguínea y el oxigeno celular, el diente puede volver a su coloración normal.

La complicación mas grave que puede presentarse y que determina el tipo de tratamiento a seguir en cada caso es la perdida de la vitalidad pulpar. En la **Tabla 7** se observa que en el grupo 1 al realizársele la prueba de vitalidad a los 3 meses el 96.89 % respondieron positivamente y al año el 97.92% solo el 1.03% presentó vitalidad negativa a diferencia del grupo 2 que al evolucionarse a los 3 meses solo el 53.84% mantenían una vitalidad positiva y un 38.46 % una vitalidad disminuida y al año de terminado el tratamiento el 51.47% presentó una vitalidad positiva y el 31.36% una vitalidad negativa. Existe significación estadística P = 0,000… < 0,05

Con tratamiento convencional según el tipo de trauma ocurrido en el diente amedida que va pasando el tiempo se van produciendo cambios inflamatorios en los tejidos que van provocando disminución de la vitalidad pulpar y pueden llegar a la muerte porque no se actúa sobre la energía del individuo ni sobre sus mecanismos de defensa. Andreasen plantea que una respuesta normal de la pulpa puede necesitar hasta 7 meses observándose un lento retorno a la vitalidad normal, la suerte de la pulpa lesionada depende de la revascularización del ligamento periodontal y del edema pulpar que ejerce presión sobre los vasos pulpares.

Con la aplicación de la magnetoterapia ayudamos a la recuperación de la pulpa por su efecto antinflamatorio y antiflogistico. Debido a los efectos a nivel circulatorio y de la restauración del flujo sanguíneo del extremo arterial al venoso llega el oxigeno, nutrientes, otras materias primas del metabolismo celular y células del sistema defensivo al diente lesionado.

Por otra parte el campo magnético ayuda a eliminar todas las sustancias y elementos de desechos del metabolismo celular así como los elementos retenidos derivados del proceso inflamatorio que muchas veces son responsables de complicaciones y mayores molestias para el paciente, todo esto apoyado además por el efecto de regulación del transporte de la membrana celular y la activación de diferentes enzimas a nivel plasmático que repercute de forma efectiva en la disminución de la hipoxia y el edema presentes en los tejidos después de un trauma.(105)

Otra de las complicaciones mediatas de los traumatismos dentarios lo constituye la reabsorción radicular, en la **Tabla 8** se observa como los dientes tratados con magnetoterapia muestran una frecuencia menor de reabsorción radicular que los tratados convencionalmente, a los 3 meses en el grupo 1 no había evidencia radiográfica de reabsorción a diferencia del grupo 2 que se presentaba en 17 dientes (8.80%) y amedida que pasa el tiempo de evolución va en ascenso encontrándose al año del tratamiento en el grupo 2 en 21 (12.42%) de los dientes y en el grupo 1 en 2 (1.03%). Existe significación estadística P = 0,002 < 0,05

Los tejidos duros (dentina, cemento y esmalte) de los dientes permanentes normalmente no sufren reabsorción. Cuando se observa clínicamente reabsorción en los dientes permanentes, es usualmente el resultado de traumas, inflamación crónica de la pulpa, tejidos periodontales o ambos, presión inducida en el ligamento periodontal asociado a movimientos ortodónticos, tumores o erupción dental. (106)

Andreasen , Stephen Cohen y Richard C. Burns plantean que aparece de 2 a3 semanas de la lesión y que no existe una etiología conocida ni una afección general como causa definida de la reabsorción radicular pero coinciden que el traumatismo es una posibilidad por la inflamación pulpar que origina .

Mummery concluyó que la causa de la reabsorción radicular interna puede ser una pulpitis crónica irreversible debido a la presencia de odontoclastos que se forman en la pulpa apartir de células conectivas indiferenciadas de reserva y la reabsorción externa por la invasión del tejido necrótico en proceso de autolisis en los canalículos dentinales.

 El proceso de reabsorción de los tejidos dentales es similar al del hueso pero con algunas diferencias notables. Las células de reabsorción de dentina (dentinoclastos) tienen menos núcleos y son más pequeños que los osteoclastos. Si hay injuria o irritación de la dentina, cemento o ligamento periodontal, células clásticas (de reabsorción) serán atraídas a las áreas afectadas de la superficie radicular y ocurrirá reabsorción como parte de la función normal de las células. El recogimiento de basura celular (fagocitosis) de tejido desbridado y microbios de invasión es un aspecto integral de la respuesta inflamatoria al tejido injuriado. La fagocitosis se lleva a cabo por elementos del sistema fagocítico mononuclear, consistiendo de neutrófilos y fagocitos mononucleares, los osteoclastos también se describen como participantes en el desbridamiento de las lesiones en tejido duro. La fagocitosis mononuclear se da a partir de promonocitos en la médula ósea. Entran a la sangre como monocitos y se vuelven macrófagos (histiocitos tisulares) en el tejido conectivo. Los macrófagos migran y responden al sitio de la injuria por factores quimiotácticos del macrófago derivados productos secundarios de hueso y tejido. Los macrófagos poseen una gran cantidad de gránulos citoplasmáticos densos heterogéneos que contienen hidrolasas ácidas, capaces de digerir tejido desbridado y materia foránea. Estos fagocitos (células de reabsorción) entran al foco inflamatorio con el propósito expreso de ingerir y eliminar el material no deseado, como bacterias, células muertas
y tejido desbridado.
Sin embargo, se ha demostrado que las células de reabsorción requieren de estimulación continua para la fagocitosis. En casos más severos de trauma, o en casos en los cuales la respuesta inflamatoria resultante es más intensa, el daño al cemento progresa hasta involucrar reabsorción de la capa de cemento intermedio que cubre las terminaciones de los túbulos dentinales. Los túbulos dentinales se encuentran entonces abiertos y se comunican con las células inflamatorias de reabsorción (macrófagos y osteoclastos) dentro del ligamento periodontal y el hueso alveolar. Si la pulpa es necrótica e infectada, productos secundarios bacterianos se escapan por los túbulos dentinales y se vuelven el estímulo para la fagocitosis continua, causando inflamación y el progreso de la reabsorción ósea y radicular. (106)

El Dr Luis Zecca (107) en investigaciones sobre inflamaciones provocadas por traumatismo demostró que el edema disminuye considerablemente al aplicar la terapéutica de campos magnéticos. El campo magnético por su efecto antinflamatorio y antiflogístico (105) explicado anteriormente aporta una mayor cantidad de elementos de defensa bioquímicos, de nutrientes, de sangre y oxigeno a la pulpa y los tejidos adyacente al diente eliminando la estimulación adicional que necesitan las células para que se produzca la reabsorción radicular después de 2 o 3 semanas del trauma.

La pérdida de la vitalidad pulpar, el cambio en la coloración y la reabsorción radicular del diente están relacionados con la fuerza del golpe, el tiempo transcurrido, el tipo de tratamiento llevado acabo y el tipo de trauma. En la **Tabla 9** se observa que en el grupo 1 se presentaron 6 dientes con discromia relacionados el 33.33% con subluxación y luxación, 2 dientes con vitalidad negativa relacionados el 50% también con estas lesiones y 2 dientes con reabsorciones radiculares relacionadas el 50% con fractura radicular y luxación. En el grupo 2 fueron muchos más los dientes que evolucionaron negativamente, 62 presentaron discromia relacionados el 30.64% con infracturas, seguido de las subluxaciones con 24.19% y las concusiones con 19.35%, 53 dientes presentaron vitalidad negativa relacionados el 28.30% con subluxaciones seguido de las luxaciones con 16.98 % y las concusiones con 15.09% y 21 dientes presentaron reabsorciones radiculares relacionados el 42.85 % con subluxaciones seguido de las luxaciones con 33.33% y las concusiones con 19.04 %

Coincidimos con la bibliografía consultada en que la perdida de la vitalidad pulpar y por consiguiente las reabsorciones radiculares es más frecuente en las luxaciones y subluxaciones por el daño que estas originan al desplazarse el diente al paquete vasculo nervioso y al ligamento periodontal. A las pocas horas del trauma histológicamente se observa edema pulpar, puede encontrarse una hemorragia perivascular en la zona apical de la pulpa, varias horas después se produce desorganización de la capa odontoblástica junto con picnosis de las células pulpares y a los 6 o más días puede presentarse necrosis pulpar o cambios regresivos de la pulpa como hialinización y deposición de calcificaciones amorfas y difusas. En las subluxaciones la necrosis depende de la gravedad del golpe y de la maduración de la raíz, en las concusiones la reabsorción se debe al edema apical o el hematoma. Hemos visto en el grupo 1 que gracias a los efectos biológicos (efectos bioquímicos, celulares, tisulares y sistémicos) y terapéuticos de los campos magnéticos se reducen en gran medida estas complicaciones.

Consideramos que nuestro resultado de alta frecuencia de discromia en dientes con infractura no coincide con lo planteado en la literatura porque la mayoría de los autores les restan importancia, no la diagnostican, no la tratan y aparecen recogidas en muy poca cantidad en sus trabajos. Andreasen señala que en la infractura debido a que la fuerza del golpe es totalmente soportada por los tejidos pulpares y periapicales la degeneración pulpar y la necrosis pueden comenzar a las pocas horas del traumatismo y estar bien avanzada en 6 días o producirse calcificaciones distróficas.

La diferencia tan significativa en este tipo de lesión entre los grupos se debe a que en el tratamiento del grupo control no se utilizó ninguna modalidad bioenergética de la medicina tradicional ya que en las guías prácticas no esta indicada la homeopatía para este tipo de lesión.

Al evaluarse la efectividad del tratamiento al final del periodo de estudio definido como un año después de tratados los dientes lesionados observamos en la **Tabla 10** que en el grupo 1 el tratamiento combinado con magnetoterapia fue efectivo en el 90% y en el grupo 2 solo es efectivo en el 22% de los pacientes.

Existe significación estadística P = 0,000…< 0,05 y se rechaza la hipótesis de nulidad X^2 = 47,734 >3.84

Entre ambos grupos hay una diferencia significativa que permite asegurar un comportamiento de efectividad superior en el grupo de estudio.

El objetivo fundamental de cualquier tipo de tratamiento en estomatología debe ser por sobre todas las cosas el mantenimiento de la vitalidad pulpar de los dientes y así ha de ser en el caso de los traumas dentarios, siempre que sea posible según el tipo de lesión, tiempo transcurrido desde el momento que se originó, salud anterior y grado de maduración del diente.

Al no existir ningún trabajo de efectividad publicado no podemos comparar nuestros resultados obtenidos con otros autores aunque conocemos por el tiempo que llevamos investigando sobre el tema que con los tratamientos convencionales pautados se logra en casi la totalidad la conservación de los dientes en la boca pero a un gran porciento se les realiza tratamientos pulporadiculares por perdida de la vitalidad pulpar, discromias y/o reabsorción radicular.

Consideramos que se pierde mucho tiempo con el tratamiento convencional cuando esperamos días, semanas y meses la evolución de los dientes traumatizados sin lesión evidente como en la infratura y la concusión para tomar una conducta de tratamiento. Además tenemos que esperar hasta después de 6 a 8 semanas del trauma para hacer la prueba de vitalidad, tiempo este en que se mantiene la inflamación pulpar y se van produciendo lesiones pulpares inmediatas (como la sufusión o necrosis) o mediatas (como la calcificación masiva o resorción dentinaria interna o cementodentinaria externa).

Para nosotros es preocupante el alto porciento de no efectividad del grupo 2 porque el 31.36% de los dientes perdieron la vitalidad pulpar y se les realizó el tratamiento pulpo radicular(TPR) .Todos los dientes traumatizados ya de por si se consideran campos o focos interferentes posibles productores de enfermedades a estructuras, tejidos y órganos a distancia que se relacionan con estos dientes, pero se hacen más evidentes los dientes desvitalizados con o sin tratamiento pulpo radicular (TPR). En un estudio realizado por nosotros (108) encontramos una relación altamente significativa entre los dientes anteriores con TPR y la aparición de fibromas uterinos.
Son muchos los odontólogos que aún piensan que en dientes con pulpas inflamadas, necrosadas o quizás gangrenadas, pueden evitar el riesgo de la formación de un foco haciendo un tratamiento de conductos y son más aún los que alegan que la endodoncia equivale a una auténtica terapia focal.
Estos raciocinios y actitudes se deben al pensar mecánico y localista de nuestros profesionales. Todos los canales radiculares tienen incontables ramificaciones. Una limpieza de tanta vía lateral es mera ilusión. El tejido necrótico y gangrenoso, bacterias, etc, quedan atrapadas en los canalículos dentinarios y en los túbulos de Havers, para siempre y las toxinas incluyendo los venenos de los citados cadáveres le van siendo entregados al organismo en forma lenta pero continuada.
A esto se añade el que para la endodoncia y la obturación se utiliza materiales que pueden ejercer una acción sensibilizante. (80)
El estimulo electromagnético aplicado en los dientes del grupo 1 desde la primera consulta produce un estímulo energético al igual que la terapia neural sobre las células despolarizadas producto del trauma, permitiendo que se repolaricen y se estabilicen los potenciales de membrana, recuperándose así la

función interferida y permitiéndose que el organismo reorganice las funciones vegetativas.

Tenemos en nuestras manos la medicina tradicional y natural o bioenergética con un amplio arsenal de modalidades terapéuticas como la acupuntura y sus técnicas afines, la homeopatía, la terapia floral, la fitoterapia, la apiterapia, la láserterapia, la magnetoterapia etc, todas con un fundamento y objetivo común equilibrar la energía dentro del cuerpo humano mediante la estimulación o activación de los mecanismos del propio cuerpo.

La efectividad obtenida en nuestro estudio se debe a los efectos bioquímicos, celulares, tisulares y sistémicos del campo magnético.

En el ámbito bioquímico se produce desviación de las partículas con carga eléctrica en movimiento, se produce corrientes inducidas intra y extra-celulares y efecto piezoeléctrico sobre hueso y colágeno.

En el ámbito celular, se produce un estímulo general del metabolismo celular, se normaliza el potencial de membrana alterado, estímulo directo del trofismo celular, que se manifiesta por el estímulo en la síntesis del ATP, del AMPc y del ADN, favoreciendo la multiplicación celular, la síntesis proteica y la producción de prostaglandinas (efecto antinflamatorio), se normaliza el potencial de membrana alterado por el estimulo del flujo iónico a través de la membrana celular, en especial de los iones Ca^{++}, Na^+ y K^+ por lo que reducen el edema celular, que es uno de los primeros estadios de la inflamación a escala celular, tisular y de órganos.

Desde el punto de vista tisular y orgánico se produce una serie de acciones como son relajación muscular, vasodilatación, aumento de la presión parcial del oxígeno en los tejidos, efecto sobre el metabolismo del calcio en el hueso y sobre el colágeno y efecto de relajación orgánica generalizada.

El magnetismo resulta muy efectivo en la cura y restauración del equilibrio natural del cuerpo; ya que contribuye a retornar la carga natural a cada célula mediante el incremento del oxígeno celular y restablecimiento de un pH balanceado. Como consecuencia la célula vuelve a la normalidad. El uso de una fuente magnética externa contribuye al proceso curativo del cuerpo, aliviando la necesidad de reducir sus propios recursos energéticos, ayuda al cuerpo a recuperar su equilibrio electromagnético auto-sanativo de forma natural, debido a que cada órgano y cada célula de cada órgano del cuerpo esta electromagnéticamente influenciado. La regulación de las células, la función de los tejidos y la vida misma están controladas por corrientes electromagnéticas.

Debido a su capacidad de potenciar la eliminación radical de desechos en el cuerpo humano y el sistema antioxidante, la magnetoterapia desempeña un papel importante al contrarrestar procesos degenerativos en este caso del tejido pulpar y de los tejidos duros del diente.

En el Primer Congreso en Magnetoterapia organizado por los Laboratorios de Investigación Goghill, tuvo lugar en la Sociedad Real de Medicina en Londres, Inglaterra, en Mayo de 1996; se presentaron mas de 50 estudios y reportes investigativos sobre terapia magnética y la mayoría de ellos muy positivos. Neville y Bengali señalan que producto a los asombrosos resultados obtenidos la terapia magnética se coloca en un lugar de considerable importancia en el campo de la terapéutica. (74)
La terapia magnética no debe considerarse una panacea, pero debe ser utilizada como parte de una abarcadora estrategia de tratamiento complementario en el tratamiento convencional de las lesiones traumáticas dentales.
En nuestro estudio no se observaron efectos secundarios adversos con la energía magnética, solo reacciones colaterales que están descritas de los campos magnéticos como son sensación de hormigueo en la parte tratada y sueño en el momento del tratamiento.
Si bien algunas enfermedades e irregularidades responden mejor a la medicina ortodoxa, la medicina convencional y las terapias alternativas pueden funcionar en armonía. Las alternativas naturales son generalmente más seguras al tener menos efectos secundarios, por lo que deben ser consideradas siempre que sea posible.
 La terapia magnética es un método de tratamiento no invasivo con un nivel de excito muy elevado. No han existido problemas con los efectos secundarios y las contraindicaciones son bien conocidas.
 En 1989, la FDA norteamericana (Federación Nacional de Narcóticos) conjuntamente con la Universidad de Tulsa ha clasificado la exposición a un campo magnético como "no esencialmente perjudicial".

El estudio sobre campos magnéticos realizado por la Organización Mundial de la Salud y publicado en 1987, indica la ausencia de efecto adverso alguno en la salud humana debido a la exposición a campos magnéticos.

El Dr. Evelyne Holzapfel plantea que la aplicación de un campo magnético tiene la virtud de ser un procedimiento simple, libre de peligro y de bajo costo. (71)

La efectividad, su baja incidencia de efectos secundarios al aplicarse permite afirmar que se cumple el principio bioético de la beneficencia y la no maleficencia. Tiene como ventaja que se logra complementar muy bien con la mayoría de los tratamientos convencionales, resulta una terapia indolora, su ejecución es sencilla y rápida tanto para el paciente como para el terapeuta, tiene un elevado poder de penetración, los efectos obtenidos siempre perduran más allá del final del tratamiento y tiene una influencia eminentemente fisiológica que estimula al organismo en el sentido de su propia curación.

En nuestro país el tratamiento no le cuesta al paciente y para el estado es económico porque los imanes se utilizan por un tiempo largo no es material gastable y solo se necesitan de 2 a 4 imanes que pueden ser utilizados en muchos pacientes.

El equipo eléctrico con que se aplica es multipropósito , de gran calidad , con una larga vida útil y al tener 4 salidas permite que se puedan atender al mismo tiempo 4 pacientes.

CAPÍTULO 7: CONCLUSIONES

- Se constata en nuestro estudio la efectividad de la electro magnetoterapia en el tratamiento de los traumatismos dentarios.
- Se presentaron los traumatismos en mayor número en el sexo masculino, en el grupo de edad de 12 a 17 años, en los dientes incisivos superiores y la infractura del esmalte fue la lesión de mayor frecuencia.
- Se evidenció en la evolución clínica de los dientes lesionados que a diferencia del grupo testigo en el grupo de estudio un mayor porciento se mantienen sin dolor, sin movilidad, sin cambios en la coloración, sin perdida de la vitalidad pulpar y sin reabsorción radicular al año de evaluación.
- No se presentaron reacciones adversas en los pacientes durante el tiempo de tratamiento de esta modalidad de la medicina tradicional y natural.

CAPÍTULO 8: RECOMENDACIONES

- Recomendamos incorporar la electro magnetoterapia en el tratamiento de todos los tipos de traumas dentales y faciales desde los primeros momentos en las guías prácticas cubanas por su demostrada efectividad.

- Extender a todas las clínicas estomatológicas el uso de la electro magnetoterapia en esta afección con el equipo eléctrico multipropósito.

- Modificar el tratamiento pautado de la infractura, fractura del esmalte y concusión e incorporar desde el principio el uso del árnica homeopático y la acupuntura si se presenta el dolor.

REFERENCIAS BIBLIOGRÁFICAS

1. Clark D. The epidemia of cracked and fracturing teeth. Dent Today 2007; 26(5): 90-95
2. Castillo JT. Lesiones traumáticas en dientes anteriores. Población infanto juvenil. Municipio Camajuaní. Estudio retrospectivo. [Tesis] Santa Clara: ISCM ; 2006.
3. Andreasen JO, Andreasen FM, Dental trauma IN: Pine C ed. Comunity Oral Health.London: Elsevier Science Limited; 2002.p.76-9.
4. Ferro Benítez PP. Prevalencia de los traumatismos coronarios. Municipio Bauta. La Habana .2005-2006. [Tesis] La Habana:ISCM;2007.
5. Quintana Díaz JC, Álvarez Campos LM, Giralt López B. Traumatismos maxilofaciales en niños. La Habana 2005; 11(1): 27-35.
6. Aguilar Muñoz L, Dávila Torres M, Jiménez Martínez L M, Macias Díaz B, Romero González JL, Xicotencatl Padilla X. Traumatismos bucales por caídas y golpes en niños menores de 10 años, que acuden a las clínicas de Iztacala y Acatlan. México.2006; 43(2): 34-40.
7. Skaarc AB, Jacobsen I. Primary tooth injuries in Norwegian children (1-8 años). Dent Traumatol. 2005, Dec, 21 (6): 315-9.
8. Raun JJ. Dental injuries in Copenhage school children; school years 1997-2002. Community Dent Oral Epidemiol. 2004; 2: 231-245.
9. Mc Intyre DR, Jones DM, Pinkey RC. The role of dental practitioner in the management of non accidental injuries to the children. British Dental J. 2005; 161 (5): 108-110.

10.   Sabás M, Alonso C, Diego Martín P, Castillo MA, Weisstaub G. Frecuencia de traumatismos dentarios en pediatría. Rev Asoc Odontol Argent . nov –dic 2003; 88(6):611-4.

11. Kirzioglu Z, Karayilmazi H, Ertuk MS, Koseler Sentut T. Epidemiology of traumabized primary teeth in the West Mediterraneaa region of Turkey. Dnt Dent J. Oct 2005; 55 (5) 329 – 33.

12.   Gutiérrez CA, Salazar CR, Pirela de Manzano A, Manzano M. Traumatismos en dientes anterosuperiores e inferiores: prevalencia en preescolares y sus consecuencias en dentición primaria. Acta Odontol Venez. 2003; 37(1):134-145.

13.   Díaz Fernández J.M, Kindelán Lusso M, Gómez Rodríguez MF. Prevalencia de fracturas faciales vinculadas al deporte. Rev Cubana Estomat .2003; 40(3):7-9.

14.   Pérez Rodríguez MI. Epidemiología del trauma maxilofacial por accidente ciclístico. Rev Cubana Estomatol. 2004; 41(3)14.

15.   Paredesa V, Paredesa C. Traumatismos dentarios en la infancia.

Información para padres. [artículo en Internet] 2005. [citado 14 de marzo del 2007]; [aprox. 1 p] . Disponible en:

http://www.pediatriamatamoros.org/traumadental2.htm

16. Traumatismo dental. [artículo en Internet] 2003. [citado 14 de marzo del 2007]; [aprox. 3 p] . Disponible en:

http://www.urgenciaspediatricacruces.org/html.prot/cap17.4-traumatismo-dental.pdf

17. Dientes temporales traumatizados. [serie en Internet] 2004. [citado 14 de marzo del 2007]; [aprox. 3 p] . Disponible en:

http://www.virtual.unal.edu.co/cursos/odontologia/2004480/capitulos/capitulo5/5.2.1_dientes_temporales.html

18. Cohen S, Kawamoto H.Analysis ans results of treatment of established posttraumatic facial deformities. Plast Reconstr Surg. 1992; vol (4):23

19. González Naya G, Garmendia Hernández G, Granados Martínez AM, Beaballet Fernández B. Guías Prácticas Clínicas ante traumatismos dentarios y faciales. En: Guías Prácticas de Estomatología: Editorial Ciencias Médicas; 2003. p. 128-194.

20. García Ballesta C, Pérez Lajarín L, Castellón Navas I. Prevalencia y etiología de los traumatismos dentales. Una revisión. RCOE 2003; 8(2):131-141.

21. Flores Cháidez Y, Navarro Herrera M, Bayardo R, Maciel Ramírez L. Manejo clínico de traumatismo alveolo-dentario en la dentición temporal. [artículo en Internet] 2005. [citado 14 de marzo del 2007]; [aprox. 2 p]. Disponible en:
http://www.cepomexico.com.mx/index.php?option=com_content&task=view&id=32&Itemid=41
22. Gonzaléz López S. Traumatismos dentales. RCOE. [serie en Internet] Apr. 2003[citado Apr 2008]; 8(2): [aprox. 2 p]. Disponible en:
http://scielo.isciii.es/scielo.php?script=sci_arttext&pid=S1138-123X2003000200001&lng=en&nrm=iso
23. Jhonson JT, Turner EG, Noval KF. Factors associated with comprehensive dental care following an inital emergency dental vicit. J Dent Child(Chic). 2005 May-Aug; 72(2): 78-80.
24. Cuba. Ministerio de Salud Pública. Programa Nacional de Atención Estomatológica Integral a la población. Dirección Nacional de Estomatología. La Habana: MINSAP 2002.
25. González Fortes B, Mursulí Sosa M, Cruz Milián MC, Rodríguez Bello H. Traumatismo dental. Enfoque bioético. Gaceta Médica Espirituana [serie en Internet] 2007 [citado de 30 marzo del 2007]; 9(1): [aprox. 2 p] .Disponible en:
http://bvs.sld.cu/revistas/gme/pub/sum.9.(1)/sumario.html
26. Díaz Fernández JM, Kindelán Lusso M, Gómez Rodríguez MF. Prevalencia de fracturas faciales vinculadas al deporte. Rev Cubana de Estomatol. 2003; 40(3).

27. Planells del Pozo P. Traumatismos en dientes temporales. [artículo en Internet] 2003. [citado 14 de marzo del 2007]; [aprox. 2 p] . Disponible en:
http://www.ratoncitoperez.org/planells.asp?id=7

28. Aranda Valdivia I. Traumatismo dental. [artículo en Internet] 2004. [citado 14 de marzo del 2007]; [aprox. 2 p]. Disponible en:
http://www.clinicadentalaranda.com
29. Traumatismos dentoalveolares. En: Guías clínicas Urgencias Odontológicas ambulatorias. Guías Clínicas Minsal [serie en Internet] 2007. [citado 14 de marzo del 2007]; 46 [aprox. 3 p] .Disponible en:
http://www.series.com/guiasclinicas/Minsal/publicaciones/pdf/urgenciaso_odont ologicas46.pdf

30. Rajab LD. Traumatic dental injuries in children presenting for treatment at the Department of Pediatric Dentistry, Faculty of Dentistry, University of Jordan, 1997-2000. Dent Traumatol. 2003 ; 9: 6-11.

31. Pileggi R, Dumsha TC. The management of traumatic dental injuries. J Tenn Dent Assoc. 2003; 83:34-7.

32. Pérez Gobea A. La naturaleza, el hombre y el magnetismo. Rev Cubana Med Gen Integr 2003; 18(1):73-5

33. Departamento de Ciencias Morfológicas de la Universidad de Valencia. Bases biológicas de los efectos de los campos magnéticos. Rev Med. 2006;(40):11-16

34. Zayas Guillot DC. Magnetismo aplicado a la medicina celebrado en el marco del segundo Congreso Nacional de la Sociedad Cubana de Medicina Bioenergética y Naturalista. Victoria de Girón. Sep.30-Oct.4 del 2003. Editados por Génesis Multimedia. División de Prensa Latina. CD. ISBN: 959712420-3.

35. Pérez Samper H. Traumatismos de dientes permanentes en un grupo de escolares del Municipio Plaza de la Revolución. . [Tesis] La Habana: ISCM.2004.

36. Lukacs J R, Hemphill B E. Traumatic Injuries of Prehistoric teeth: New evidence from baluchistan and Punjab province, Pakistan. Antropol Anz. 2000; 48 (1): 351-63.

37. Lukacs J R. Dental trauma and traditional combact: Antemortem tooth loss and dental fractures among prehistoric canaria islanders. 101 European Meeting of PPA. 1997. Gottingen. Germany

38. Alurus A. Trauma to the Teeth and Jaws: Three Nubian examples. J Paleopathol. 1997; 9(1): 5-14.

39.Glendor U,Koucheki B, Halling A. Risk evaluation and type of treatment of multiple dental trauma episodes to permanent teeth. Endod & Dental Traumatol. 2000; 16:205 -10.

40. Touloukian Robert J. Pediatric Trauma. St.Louis: Mosby ; 2002.

41 Abreu Corría JM, García Sarria B. Diagnóstico y tratamiento del trauma dental. Rev Cubana Estomatol. 2001; 6(3):145 – 59.

.42. Mc Intyre DR, Jones DM, Pinkey RC. The role of dental practitioner in the management of non accidental injuries to the children. British Dental J. 2005; 161 (5): 108-110.

43. Soriano EP, Caldas AF , Goes PS. Risk factors related to traumatic dental injuries in Brazilian schoolchildren.ent Traumatol. Oct 2004; 20(5):246-50.

44. Cortes MI, Marcenes W, Sheihan A. Prevalence and correlatos of traumatic injuries to the permanent teeth of schoolchildren aged 9-14 years in Belo Horizonte, Brazil. Dent Traumatol. 2003; 17:22-6

45. Creugers NH. Etiology of missing teeth. Ned Tijdschr Tondheelkd . 2001; 106(5); 162-4.

46.Celenk S, Sezgin B, Ayna B, Atakul F. Causes of dental fractures in the early permanent dentition; a restrocpetive study. J Endod 2002; 28 (8): 208-10.

47. Adekoya Sofowora CA. Traumatizaed anterior teeth in children; a review of the literature. Niger J Med .2002; 10(4): 151-7.

48. Andreasen JO, Hjorting Hansen E. Fracturas de las raíces intraalveolares; estudio radiográfico e histológico de 50 casos. Rev Cubana Estomatol .2003; 9(3): 145-59.

49. Cárdenas Sotelo O. Protección contra los traumatismos deportivos. Rev Cubana Estomatol .2003; 9 (2):131-45.

50. Gaye F, Lo CM, Mbale M, Faye B. Injuries of permanent incisors; epidemiology and managent in a public health clinic in Dakar. Odontostomatol Trop. 2002; 18(2): 77-80.
51. Al Jundi SH. Dental emergencies presenting to a dental teaching hospital due to complications from traumatic dental injuries. Dent Traumatol 2002; 18(4):181-95
52. García Izquierdo F, Nuño Mateo F, Gorritxo Gil B. Actitud del pediatra de Atención Primaria ante los traumatismos dentoalveolares. Rev Pediatría Atención Prim. 2003; 5: 589-601.
53. De Liberti D, Aponte A. Tratamiento interdisciplinario en desplazamiento del germen dentario por traumatismo facial. [serie en Internet]. 2007 [citado 14 de marzo del 2007]; 7(2): [aprox. 2 p]. Disponible en:
http://servicio.cid.uc.edu.ve/odontologia/revista/v7n2/7-2-2.pdf
54. Boix H, Gomes G, Sáez S, Bellet L. Consecuencias de traumatismos en dentición temporal sobre el germen del diente permanente en desarrollo. Rev

Oper Dent Endod [serie en Internet]. 2007 [citado 14 de marzo del 2007]; 5: [aprox. 2 p].Disponible en: http://www.infomed.es/rode/index.php?option=com_content&task=view&id=159&Itemid=28

55. Basrani E. Traumatología dentaria en niños y adolescentes. Actual Med Odontol. Latinoamericana.2005; 23(2):15-23.

56. Nunn JH. The burden of oral ill health for children. Arch Des Child, 2006 Mar; 91(3): 251-3.

57. Moertl M, Tsioutsias T, Schmalz G, Reichert TE, Driemel O. Traumatismo dental. Rev Dent Traumatol [serie en Internet]. 2008 [citado 1 de mayo del 2008]; 24(1): [aprox. 2 p]. Disponible en: http://www.ncbi.nlm.nih.gov/pubmed/18173687?ordinalpos=29&itool=EntrezSystem2.PEntrez.Pubmed.Pubmed_ResultsPanel.Pubmed_RVDocSum

58. Finn SI. Odontología Pediátrica 5ta ed. La Habana: Editorial Científico - Técnica; 2002: 73-84.

59. Borssén E, Holm A K. Treatment of traumatic dental injuries in a cohort of 16 -year –olds in northern Sweden. Endodontics & Dental Traumatology 2000; 16: 276-281.

60. Georgetown Family Dentistry. Dental Trauma. [serie en Internet]. 2004 [citado 14 de marzo del 2007]; 2 (5): [aprox. 2 p]. Disponible en: http://www.georgetownfamdentistry.com/.

61. Zuhal K, Servira OE, Huseyin K. Traumatic injuries of the permanent incisors in children in Southern Turkey: a retrospective study. Dent Traumatol Feb 2005; 21 (1):20 – 25.

62. Mielnick   Blaszczak M, Pulawska J, TomanKiewicz M. Distant consequences of traumatic injuriesto deciduos teeth a case report. Ann Univ Mariae Curie. Skolodowska. 2004; 59(1):76- 9.

63. Rodríguez Rabelo O. Comportamiento de las lesiones traumáticas en dientes permanentes en Escolares de Primaria. República Bolivariana de Venezuela. Misión Barrio Adentro. [Tesis] Santa Clara: ISCM ; 2007.

64. Gallego Rodríguez, J. Diagnóstico y tratamiento de las fracturas coronarias. Disponible en: http://www.actaodontologica.com/42_3_2004/fracturas_coronarias.asp

65. Ruiz de Temi, Morante MV. Tratamiento de los traumatismos dentales. En: García Barbero J. Patología y terapéutica dental. Madrid: Editorial Sintesis; 2000. p. 695-722.

66. L-Marcos JF. Etiologia, clasificación patogenia de la patología pulpar y periapical. Med Oral Patol Oral Cir Bucal 2004; 9 Suppl: S52-62.

67. Blinkhorn F. The aetiology of dentoalveolar injuries and factors influencing attendance for emergency care of adolescents in the North West of England. Endod Dent Traumat. 2000 ; 16:162-165.

68. Buan Jin Y. Salud Mundial [serie en Internet]. 2004[citado 4go 2007]; 47(1). Disponible en: http://www.odontohomeosite.com.ar/prensa-salud2,html

69. Takur A.K. Experiencias científicas En su: Magnetoterapia: La curación por los imanes. España: Ediciones Obelisco: 1998. P. 17-24.
70. Bansai HL. Magnetotherapy. Self Help Book. 1st Ed. New Delhi: B. Jain Publisher, 1999: 11-44
71. Rinker F. La fuerza Invisible. Canadá: Mason Service, 1999.p. 144.
72. Ramírez Escalona F. Magnetoterapia. Argentina: Albatros; 1999. p.1-50
73. Philpott WH, Taplin S. Efectos de la energía magnética negativa sobre los sistemas metabólicos vivos. En: Guía práctica de Magnetoterapia médica: La medicina energética del futuro. Madrid: Mandala; 1998. p. 34-37.
74. Zaragoza Rubira J.R. El Biomagnetismo. Efectos de los campos magnéticos en los sistemas vivos. México:Porrua; 2000.
75. Padovani Cantón ME. Electromagnetoterapia. En: González Aguilera, Cárdenas Sotelo. Técnicas de medicina alternativa. La Habana: Ministerio de Salud Pública; 2002.p.1-8

76. Neumann I. La terapia de campos magnéticos en la clínica de dolor. Biophysics and medicine. 2003; 4(2): 3-14

77. Ciprian A. Magnetoterapia. Efectos de los campos magnéticos polarizados, en los seres humanos. 2006; 1(3):6-10

78. Martín Cordero JE, García Delgado JA. Efectos y aplicaciones de la magnetoterapia. En: Magnetoterapia. [monografía en internet]. Mexico: 2001. [citado 14 de marzo del 2007] .Disponible en:

http://www.biocyber.com.mx/magnetoterapia-aplicaciones.htm.

79. Pérez Martinez G. Introducción a la ciencia de los imanes 3. [artículo en Internet] 2003 [citado 14 de marzo del 2007]; [aprox. 1 p] . Disponible en: http://www.mantra.com.art/circuloazul/index.html.

80. Bergsmann O. Foco y Campo de Interferencia. Medicina de las Regulaciones Biocibernéticas. Madrid: Asociación de Medicinas Complementarias; 1999.

81. Efectividad. Biblioteca de Consulta Microsoft® Encarta® 2008 [CD-ROM] Microsoft Corporation2008.

82. Pagola Bérger V. Analgesia quirúrgica acupuntural. México. Herbal.2005.

83. Bilbeny L.N. Medición del dolor en clínica .En: Paeile Jacquier C. El dolor, aspectos básicos y clínicos. 2da. ed. Santiago de Chile: Publicaciones Técnicas Mediterráneo; 2000. P.144-49.
84. Toledo Curbelo. Ética de la investigación con seres humanos. En: Fundamentos de Salud. Vol 2.La Habana: Editorial Ciencias Médicas; 2004.p.62-66
85. Muñiz Casas I, Fajardo Egozcue I. La medicina tradicional y natural en el tratamiento del dolor. Consideraciones bioéticas. Medicentro Electrónica [serie en Internet]. 2003 [citado 15 de octubre del 2007]; 7 (supl 03): [aprox. 3 p]. Disponible en:
http://www.vcl.sld.cu/medicentro/v7supl03/medicina83.htm

86. Flores MT, Andreasen JO, Bakland LK. Protocolos para la evaluación y tratamiento de los traumatismos dentarios. [artículo en Internet] 2003 [citado 15 de marzo del 2006]; [aprox. 1 p] . Disponible en:

http://www.uv.cl/stdi/pages/iadt_guidelines/guidelines/dental_trauma_sp.html
87. Muriithi HM, Masiga MA, Chindia ML. Dental injuries in 0 - 15 years olds at the Kenyatta National Hospital. Nairobi.East Afri Med J. Nov 2005; 82(11): 592 – 7.
88. Artun J, Belbelani F, Al- Jame B, Kerosue H. Incisor trauma in an adolescent arab population: prevaalence, severity, and oclusal risk factors. Am J Orthod Dentofac Orthop Sep 2005; 128 47 – 52.

89. Glendor V. On dental trauma in children and adolescent incidence, risk, treatment, time and costs. Swed Dent J. I 2007; 140: 1 – 52.

90. Nicolau B, Marcenes W, Shermaham A. Prevalence, causes and correlates of traumatic dental injuries among 13 years old in Brazil. Dent Traumatol 2003; 17: 213-17.

91. Rodríguez Gallego J, Matínez Jacobo R. Traumatismos dentales en niños de 12 a 14 años en el municipio San José de las Lajas. Rev Cubana Estomatol. May-Ago 2006; 42(2): 22-29.

92., Hamui da Cunha Prata T, Solange Rampani Duarte M, Valera Miquilito J L, Carneiro Araújo M. Etiologia e freqüência das injúrias dentárias traumáticas em pacientes do Centro de Traumatismos. Rev Odontol UNESP. 2005; 29(1/2):43-53.

93. Andreasen JO .Factores de índole social y familiar. Dinamarca. [artículo en Internet] 2003 [citado 15 de marzo del 2006]; [aprox. 1 p] . Disponible en: http://www.uv.cl/stdi/pages/iadt_guidelines/guidelines/dental_trauma_sp.html
94. Cem Güngör H, Uysal S, Altay NA .Retrospective evaluation of crown-fractured permanent teeth treated in a pediatric dentistry clinic.Dent Traumatol. Aug 2007; 23(4):211-7.
95. Huang HM, OU KL, Wang WN, Chin Wt, Lin CT, Lee YS. Dinamic finite element analisys of the human maxillary incisor under impact loading in various directions. J Endod, Oct 2005; 31(10) 723- 7.
96. Priliasco A , Basrrani Enrique E. Traumatismos dentarios 6: Resumen. Actual Odontopediatr.   Jul 2004; 2 (5): 623.

97. Adekoya Sofowora CA. Traumatizaed anterior teeth in children; a review of the literature. Niger J Med .2002; 10(4): 151-7.
98. Rigor A. Acupuntura en las enfermedades ginecológicas. Medicentro Electrónica [serie en Internet]. 2004 [citado 15 de octubre del 2005]; 8(1): [aprox. 2 p]. Disponible en:
 http://www.vcl.sld.cu/medicentro/v8n104/acupuntura53.htm
99. Dovale C. Rosellpuig W. Elementos básicos de medicina bioenergética para estudiantes de ciencias medicas .La Habana: Editorial Ciencias Médicas; 2002.p.8.

100. Goldberg B. Las terapias alternativas, la acupuntura. En: Medicina alternativa: la guía definitiva. California: Future Medicine Publishing; 1999. p. 37-40.

101 .González Cruz S, Muñiz Casas IC, Pérez Castillo O, Machado Solís G, Fariñas Falcón Z, Romero Campos D. Acupuntura con estimulación manual versus electro acupuntura en la analgesia quirúrgica acupuntural en cirugía oftálmica. Medicentro Electrónica [serie en Internet]. 2003 [citado 15 de octubre del 2004]; 7(4): [aprox. 2 p]. Disponible en:
http://www.vcl.sld.cu/medicentro/v7n403/acupuntura.htm

102. Kramer F Homeopatía en odontología. Tratamiento pre y postoperatorio quirúrgico. [artículo en Internet] 2004 [citado 15 de marzo del 2005]; [aprox. 4 p] . Disponible en:
http://www.odontologiaholistica.org.ve/homeopatia.html

103. Vannier L. Materia médica homeopática. México: Porrua; 2000.

104. Vijnosky B. Tratamiento homeopático de las afecciones y enfermedades agudas. Buenos Aires: Albatros; 1998.

105. Rodríguez DJM. Efectos biológicos de los campos magnéticos, indicaciones y contraindicaciones .En: Nuevas técnicas diagnósticas y terapéuticas en patología s del aparato locomotor. Madrid: Mapfre; 1999 .p. 227-34.

106. Maurice N, Gunraj DDS, Washington DC. Reabsorción radicular dental. En: Oral Surg Oral Med Oral Pathol Oral Radiol Endod. 1999;88(6):647-53

107. Como influye el magnetismo en los seres vivos. [artículo en Internet] 2006 [citado 15 de marzo del 2006]; [aprox. 3 p] . Disponible en:
http://www.mantra.com.ar/contenido/zona2/frame-magsalud.html.

108. Rojas Flores CA, Reyes Pérez A, Lock Pérez R. Odontología neurofocal en afecciones ginecológicas. Medicentro Electrónica [serie en Internet]. 2004 [citado 15 de octubre del 2007]; 7 (3): [aprox. 3 p]. Disponible en:
http://www.vcl.sld.cu/medicentro/v7n03/medicina83.htm

BIBLIOGRAFÍA CONSULTADA.

- Andreasen JD. Lesiones traumáticas de los dientes. Edición revolucionaria. La Habana. Científico Técnica. 1989:21-31.

- Basso ML. Factores de riesgo en los traumatismos dentarios de niños y adolescentes. Claves odontol . mayo-junio 20004 6(40):11-5.
- Chelotti A, Valentin C, Prokopowitsch I, Wanderley, M. Lesöes traumáticas em dentes decíduos e permanentes jovens In: Guedes Pinto, Antônio Carlos. Odontopediatria. Säo Paulo, Santos, 2003: 649-687.
- De Souza Côrtes M I, Vilela Bastos J. Urgências no traumatismo dentário / Emergencies in the dental injuries. In: Estrela, Carlos. Dor odontogônica. Säo Paulo, Artes Médicas, 2003:156-184.
- Cvek M, Mejare I, Andreasen JO. Conservative endodontic treatment of teeth fractured in the middle or apical part of the root. Dent Traumatol. 2004 Oct; 20(5):261-9.
- Find SL. Odontología Pediátrica. La Habana: Editorial Científico Técnica; 2000.p.73-84
- Stephen C, Burns RC. Endodoncia. Los caminos de la pulpa. La Habana: Científico-Técnica; 1985.1-56.
- Tobon Cambas G, Veles Restrepo FH. Endodoncia simplificada. 2ª ed. Medellín: Organización Panamericana de la Salud; 1981.p. 185-209.
- Trope M. Luxation injuries and external root resortion-etiology, treatment and prognosis. J Calif Dent Assoc 2000 Nov; 28(11):860-6.

CARTA DE CONSENTIMIENTO INFORMADO DE PACIENTE

Yo, ____ en mi condición de paciente y en pleno uso de mis facultades, acepto participar en el estudio, que se realiza en el departamento de estomatología del Hospital Cdte. Manuel Fajardo Rivero" cito en Santa Clara, Villa Clara.

He recibido una explicación amplia y detallada sobre el estudio que se va a realizar y sobre las bondades del tratamiento que se va a experimentar. Me comprometo a cooperar en la investigación aportando de forma fidedigna los datos que se requieran sobre la evolución de la enfermedad en estudio y someterme al examen físico las veces que sea necesario, con el fin de evaluar el efecto terapéutico que se estudia.

Libero al Centro, a los profesionales y técnicos de cualquier responsabilidad en caso de no resultar efectivo el tratamiento que se me aplique y conozco mi derecho de abandonar el tratamiento de forma voluntaria en cualquier momento sin tener que dar una explicación y que repercuta en la futura atención médica ni en mis relaciones médico- paciente.

Y como constancia, firmo la presente a los _____ días, del mes _________ del año ______

FIRMA DEL PACIENTE: _____________   FIRMA DEL TESTIGO:

____

FIRMA DEL INVESTIGADOR: _____________

CARTA DE CONSENTIMIENTO INFORMADO DEL PADRE O TUTOR

Yo, ____ en mi condición de padre o tutor del paciente y en pleno uso de mis facultades, acepto que mi hijo participe en el estudio: Tratamiento de los traumatismos dentales con Electro magnetoterapia que se realiza en el departamento de estomatología del Hospital "Cdte. Manuel Fajardo Rivero", cito en Santa Clara, Villa Clara.

He recibido una explicación amplia y detallada sobre el estudio que se va a realizar y sobre las bondades del tratamiento que se va a experimentar. Me comprometo a cooperar en la investigación aportando de forma fidedigna los datos que se requieran sobre la evolución de la enfermedad en estudio de mi hijo y dejar que se someta al examen físico las veces que sea necesario, con el fin de evaluar el efecto terapéutico que se estudia.

Libero al Centro, a los profesionales y técnicos de cualquier responsabilidad en caso de no resultar efectivo el tratamiento que se le aplique y conozco mi derecho de hacer que abandone el tratamiento de forma voluntaria en cualquier momento sin tener que dar una explicación y que repercuta en su futura atención medica ni en nuestra relaciones médico- paciente.

Y como constancia, firmo la presente a los _____ días, del mes ______del año

____

FIRMA DEL PACIENTE: ______________   FIRMA DEL TESTIGO:

____

FIRMA DEL INVESTIGADOR: _______________

<u>ANEXO 2</u>

Modelo de recolección de datos.

1. Nombre:

2. Edad:

3. Sexo:

4. Fecha:

5. Dientes traumatizados:

    Superiores   ---- 11 --- 12 ----13   ----21   ----22   -----23

    Inferiores   -----31 ----32 ---33   ----41   ----42   -----43

6. Clasificación del trauma.   Dientes

I- Infractura o infracción del esmalte.   ------------------------

II- Fractura no complicada de la corona.

   a. Fracturas de esmalte.   ------------------------

   b. Fractura de esmalte y dentina.   ------------------------

III-Fractura complicada de la corona.   ------------------------

IV- Fractura radicular.   ------------------------

V- Concusión.   ------------------------

VI- Sub-luxación.   ------------------------

VII- Luxación.

   a. Luxación extrusiva .   ------------------------

   b. Luxación lateral.   ------------------------

7. Evolución.

a- Dolor.

1ra Consulta.

| 0 | 5 cm | 10 cm |

A los de 3 días de iniciado el tratamiento.

| 0 | 5 cm | 10 cm |

A los de 15 días de iniciado el tratamiento.

| 0 | 5 cm | 10 cm |

b- Movilidad.   Si   NO
Dientes

1ra Consulta.   ----------   --------   ------

A los de 15 días de iniciado el tratamiento.   ----------   --------   -----
-----

A los 3 meses de terminado el tratamiento.   ----------   --------   ------
----

A los 6 meses de terminado el tratamiento.   ----------   --------   -----
----

Al año de terminado el tratamiento.   ----------   -------   -----
-----

c- Discromia.   SI   NO   Dientes

1ra Consulta.   ----------   --------   ----------

A los de 15 días de iniciado el tratamiento. ----------   --------   ----------

A los 3 meses de terminado el tratamiento.   ----------   --------   ----------

A los 6 meses de terminado el tratamiento.   ----------   --------   ----------

Al año de terminado el tratamiento.   ----------   --------   --------

d- Vitalidad pulpar.
Dientes:

A los 3 meses de terminado el tratamiento.

   Vitalidad   Positiva.   -----------

   Vitalidad Disminuida.   -----------

   Vitalidad Negativa.   ----------

A los 6 meses de terminado el tratamiento.

Vitalidad Positiva.   ----------

Vitalidad Disminuida.   ----------

Vitalidad Negativa .   ----------

Al Año de terminado el tratamiento.

Vitalidad Positiva.   -----------

Vitalidad Disminuida.   ----------

Vitalidad Negativa.   ----------

e- Reabsorción radicular.   SI   NO   Dientes

A los 3 meses de terminado tratamiento.   --------   ---------   ----------

A los 6 meses de terminado el tratamiento. --------   ---------   ----------

Año de terminado el tratamiento.   --------   ---------   ----------

8. Reacciones adversas.   SI ---------   NO ----------

9. Tipo de tratamiento.

     -Convencional.   ---------

     -Tradicional.   ---------

10. Evaluación del tratamiento.

     Efectivo. ---------

     Medianamente efectivo. -----------

     No efectivo. ---------

<u>ANEXO 3</u>

Tratamiento convencional de los traumatismos dentales.

a) Infractura o infracción del esmalte.
> ➢ Se realiza Rx inicial para posterior evolución.

> ➢ Aplicación de flúor en la superficie lesionada para fortalecer el esmalte remanente.

b) Fractura no complicada de la corona.

1. Fractura de esmalte.

Tratamiento:

> ➢ Se realiza Rx inicial para posterior evolución.

> ➢ Regularización de bordes filosos.

> ➢ Aplicación de flúor.

> ➢ Analgésico si dolor.

2. Fractura de esmalte y dentina.

Tratamiento:

> ➢ Se realiza Rx para posterior evolución.

> ➢ Recubrimiento de la dentina con hidróxido de calcio

> ➢ Acupuntura: Ig 4 para aliviar el dolor.

> ➢ Homeopatía: Árnica.

> ➢ Analgésico si dolor.

c) Fractura complicada de la corona.
1. Dientes permanentes inmaduros.

> A) Recubrimiento pulpar directo: Si la exposición pulpar es pequeña, menor de 1 mm, conocida como en "punta de alfiler", cualquiera que

65

sea el tiempo transcurrido dentro de las primeras 48 horas después del trauma y en la exposición pulpar mayor de 1mm cuyo contacto con la saliva no rebasó las 24 horas.

2. Dientes permanentes con desarrollo apical completo.

a) Recubrimiento pulpar directo: cuando la exposición pulpar es pequeña, menor de 1mm, conocida como en "punta de alfiler", cualquiera que sea el tiempo transcurrido dentro de las primeras 48 horas después del trauma y en la exposición pulpar mayor de 1mm cuyo contacto con la saliva no rebasó las 24 horas.

- ➢ Acupuntura: Ig 4 para aliviar el dolor.

- ➢ Homeopatía: Árnica.

- ➢ Analgésico si dolor.

e) Fractura radicular.

Tratamiento:

- ➢ Afrontamiento de los fragmentos si hay desplazamiento, ya que el contacto entre ellos es esencial durante el período de cicatrización inicial.

- ➢ La inmovilización mediante férulas por un período de dos meses.

- ➢ Homeopatía: Calcárea fluórica, phosphorica y carbónica.

- ➢ Analgésico si dolor.

- ➢ Si aparecen signos de necrosis pulpar realizar pulpectomía.

  - se realiza la extirpación de los restos pulpares, solo del fragmento coronario o incisal.

  - relleno temporal del conducto con hidróxido de calcio que se mantiene de tres a seis meses hasta que se decida la obturación convencional cuidando que el relleno no pase más allá de la línea de fractura que ya se habrá consolidado.

- ➢ Si posteriormente aparece necrosis del segmento apical con síntomas clínicos e imagen radiográfica de área radiolúcida periapical, se procederá a realizar la extirpación quirúrgica de ese segmento, o curetaje de la zona periapical.

➢ Durante el período de ferulización se indica:

- dieta blanda.

- buena higiene bucal.

- reposo masticatorio del diente afectado.

f) Concusión.

Tratamiento:

➢ Se realiza un ajuste de la oclusión liberando al diente afectado por medio de un ligero tallado, y en los dientes antagonistas si es necesario.

➢ Se indica reposo masticatorio.

g) sub-luxación
Tratamiento:

➢ Si la movilidad es extrema se debe colocar una férula por 7 días.

➢ Se realiza un ajuste de la oclusión liberando al diente afectado por

medio de un ligero tallado y en los dientes antagonistas si es necesario.

➢ Se indica reposo masticatorio.

➢ Analgésico si dolor.

➢ Durante el período de ferulización se indica:

- dieta blanda.

- buena higiene bucal.

- reposo masticatorio del diente afectado.

h) Luxaciones (extrusiva y lateral).

Tratamiento:

-Si el paciente acude inmediatamente después del trauma:

➢ Anestesiar y se reduce a su posición normal por medio de presión digital en el borde incisal los fragmentos de hueso desplazados se colocan de la misma forma se sutura la encía desgarrada.

➢ Se comprueba radiográficamente la posición del diente.

➢ Se feruliza el diente desplazado a los dientes contiguos.

➢ Se indica antibioticoterapia.

➢ Analgésico si dolor.

➢ Durante el período de ferulización se indica: dieta blanda, buena higiene bucal y reposo masticatorio del diente afectado.

<u>TABLAS</u>

Tabla 1: Distribución de la muestra según edad y sexo. Hospital "Comandante Manuel Fajardo Rivero". Villa Clara.

Grupos de edad	Sexo				Total	
	Masculino		Femenino			
	No	%	No	%	No	%
6 - 11	28	28	8	8	36	36
12 - 17	33	33	13	13	46	46
18 - 23	9	9	5	5	14	14
24 - 30	3	3	1	1	4	4
Total	73	73	27	27	100	100

P = 0,801

Fuente: Modelo de recolección de datos

% en base al total de pacientes.

Tabla 2. Clasificación y distribución de las lesiones traumáticas dentales por grupos de tratamiento. Hospital "Comandante Manuel Fajardo Rivero". Villa Clara.

Lesiones traumáticas	Grupos				Total	
	Grupo 1		Grupo 2			
	No. dientes	%	No. dientes	%	No dientes.	%
Infracturas del esmalte	67	34.71	70	41.42	137	37.84
Fracturas no complicadas de la corona	40	20.72	34	20.11	74	20.44
Fracturas complicadas de la corona	5	2.59	4	2.36	9	2.48
Fractura radicular	4	2.07	3	1.77	7	1.93
Concusión	46	23.83	31	18.34	77	21.27
Sub-luxación	23	11.91	18	10.65	41	11.32
Luxación	8	4.14	9	5.32	17	4.69
Total	193	53.31	169	46.68	362	100

Fuente: Modelo de recolección de datos

Tabla 3. Relación de los dientes traumatizados con el tipo de lesión traumática. Hospital "Comandante Manuel Fajardo Rivero". Villa Clara.

Lesión traumática	Dientes traumatizados											
	ICS		ILS		CS		ICI		ILI		CI	
	No	%	No	%	No	%	No	%	No	%	No	%
Infractu ras del esmalte	35	28.22	54	46.95	12	38.70	19	54.28	9	29.03	8	44.44
Fractura no complicada	46	37.09	19	16.52	0	0.0	3	8.57	6	19.35	0	0.0
Fractura complicada	7	5.64	2	1.73	0	0.0	0	0.0	0	0.0	0	0.0
Fractura radicular	5	4,03	2	1.73	0	0.0	0	0.0	0	0.0	0	0.0
Concusión	6	4.83	21	18.26	19	61.29	13	37.14	8	25.80	10	55.55
Sub-luxación	18	14.51	13	11.30	0	0.0	10	28.57	0	0.0	0	0.0
Luxación	7	5.64	4	3.47	0	0.0	0	0.0	6	19.35	0	0.0
Total	124	34.25	115	31.76	31	8.56	45	12.43	29	8.01	18	4.97

Fuente: Modelo de recolección de datos

Tabla 4. Evolución del dolor según Escala Analógica Visual durante el tratamiento en ambos grupos. Hospital "Manuel Fajardo Rivero".

Evolución del dolor	Grupos											
	Grupo 1						Grupo 2					
	1ra Visita		3 días		15 días		1ra Visita		3 días		15 días	
	No	%	No	%	No	%	No	%	No	%	No	%
No dolor	0	0.0	39	78	48	96	0	0.0	0	0.0	13	26
Dolor Leve	7	14	11	22	2	4	3	6	7	14	33	66
Dolor Moderado	22	44	0	0.0	0	0.0	25	50	25	50	4	8
Dolor severo	21	42	0	0.0	0	0.0	22	44	18	36	0	0.0
Total	50	100	50	100	50	100	50	100	50	100	50	100

P = 0,000…   Fuente: Modelo de recolección de datos

% en base al total de pacientes en cada grupo.

Tabla 5. Evolución de la movilidad durante el tiempo de evaluación del tratamiento. Hospital "Manuel Fajardo Rivero".

Evolución de la movilidad	Grupo 1 Tiempo de evaluación									
	1ra visita		15 días		3 meses		6 meses		1año	
	No	%	No	%	No	%	No	%	No	%
Movilidad	37	19.17	4	2.07	0	0.0	0	0.0	0	0.0
No Movilidad	156	80,82	189	97.92	193	100	193	100	193	100
Total	193	100	193	100	193	100	193	100	193	100

Evolución de la movilidad	Grupo 2 Tiempo de evaluación									
	1ra visita		15 días		3 meses		6 meses		1año	
	No	%	No	%	No	%	No	%	No	%
Movilidad	35	20.71	21	12.42	16	9.46	8	4.73	2	1.18
No Movilidad	134	79.28	148	87.57	153	90.53	161	95.25	167	98.81
Total	169	100	169	100	169	100	169	100	169	100

P = 0,000…   Fuente: Modelo de recolección de datos

Tabla 6. Evolución de la discromia durante el tiempo de evaluación del tratamiento. Hospital "Manuel Fajardo Rivero".

Evolución de la Discromia	Grupo 1	Tiempo de evaluación						
	15 días		3 meses		6 meses		1año	
	No	%	No	%	No	%	No	%
Discromia	3	1.55	4	2.07	4	2.07	6	3.10
No Discromia	190	98.44	189	97.92	189	97.92	187	96.89
Total	193	100	193	100	193	100	193	100

Evolución de la Discromia	Grupo 2	Tiempo de evaluación						
	15 días		3 meses		6 meses		1año	
	No	%	No	%	No	%	No	%
Discromia	7	4.14	22	13.01	31	18.34	62	36.68
No Discromia	161	95.26	147	86.98	138	81.65	107	63.31
Total	169	100	169	100	169	100	169	100

P = 0,000…   Fuente: Modelo de recolección de datos

Tabla 7. Evolución   de la vitalidad pulpar durante el tiempo de evaluación del tratamiento. Hospital "Manuel Fajardo Rivero

Evolución de la vitalidad pulpar	Tiempo de evaluación											
	Grupo 1						Grupo 2					
	3 meses		6 meses		1año		3 meses		6 meses		1año	
	No	%	No	%	No	%	No	%	No	%	No	%
Positiva	187	96.89	189	97.92	189	97.92	91	53.84	87	51.47	87	51.47
Disminuida	6	3.10	4	2.07	4	2.07	65	38.46	41	24.26	29	17.15
Negativa	0	0.0	0	0.0	2	1.03	13	7.69	41	24.26	53	31.36
Total	193	100	193	100	193	100	169	100	169	100	169	100

P = 0,000…

Fuente: Modelo de recolección de datos

Tabla 8. Evolución de la reabsorción radicular durante el tiempo de evaluación. Hospital "Manuel Fajardo Rivero

Evolución de la reabsorción radicular	Tiempo de evaluación											
	Grupo 1						Grupo 2					
	3 meses		6 meses		1año		3 meses		6 meses		1año	
	No	%	No	%	No	%	No	%	No	%	No	%
Reabsorción radicular	0	0.0	1	0.51	2	1.03	17	8.80	19	9.84	21	12.42
No Reabsorción radicular	193	100	192	99.48	191	98.96	152	89.94	150	88.75	148	87.57
Total	193	100	193	100	193	100	169	100	169	100	169	100

P = 0,002

Fuente: Modelo de recolección de datos

Tabla 9. Relación de la evolución final con el tipo de lesión traumática en ambos grupos. Hospital "Manuel Fajardo Rivero".

| Lesión traumática | Grupo 1 Evolución | | | | | |
| | Discromia | | Vitalidad Negativa | | Reabsorción radicular | |
	No dientes	%	No dientes	%	No dientes	%
Fractura radicular	1	16.66	0	0.0	1	50
Concusión	1	16.66	0	0.0	0	0.0
Sub-luxación	2	33.33	1	50	0	0.0
Luxación	2	33.33	1	50	1	50
Total	6	100	2	100	2	100

Fuente: Modelo de recolección de datos

Lesión traumática	Grupo 2 Evolución					
	Discromia		Vitalidad Negativa		Reabsorción radicular	
	No	%	No	%	No	%
Infracturas del esmalte	19	30.64	14	26.4	3	14.28
Fracturas complicadas de la corona	4	6.45	4	7.54	2	9.52
Fractura radicular	3	4.83	3	5.66	2	9.52
Concusión	12	19.35	8	15.09	4	19.04
Sub-luxación	15	24.19	15	28.30	9	42.85
Luxación	9	14.51	9	16.98	7	33.33
Total	62	100	53	100	21	100

Fuente: Modelo de recolección de datos

Tabla 10. Evaluación de la efectividad del tratamiento en ambos grupos. Hospital "Manuel Fajardo Rivero

Evaluación de la Efectividad	GRUPOS			
	Grupo 1		Grupo 2	
	N°	%	N°	%
Efectivo	45	90	11	22
Medianamente efectivo	4	8	18	36
No efectivo	1	2	21	42
Total	50	100	50	100

P = 0,000...

X^2 = 47,734

Fuente: Modelo de recolección de datos

Fotos

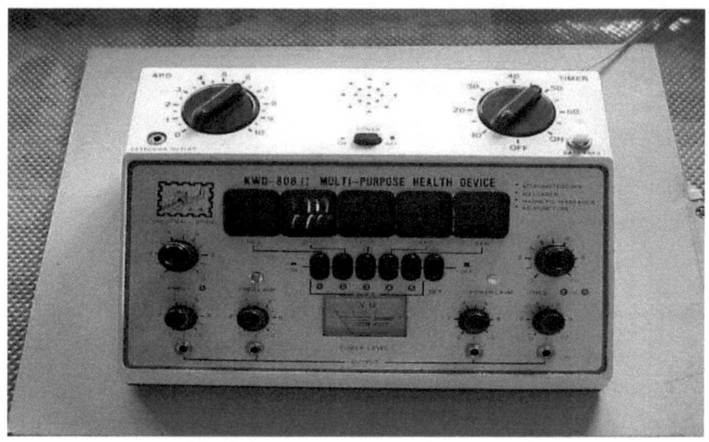

Equipo multipropósito KWD-808 II

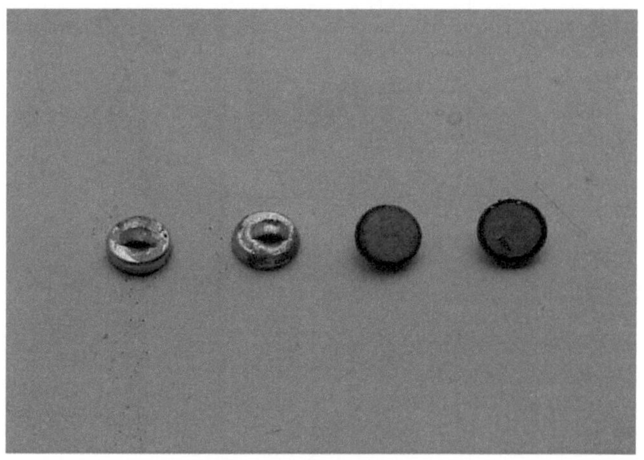

Imanes taiki de 1200 gaus,

Pacientes tratados con electro magneto.

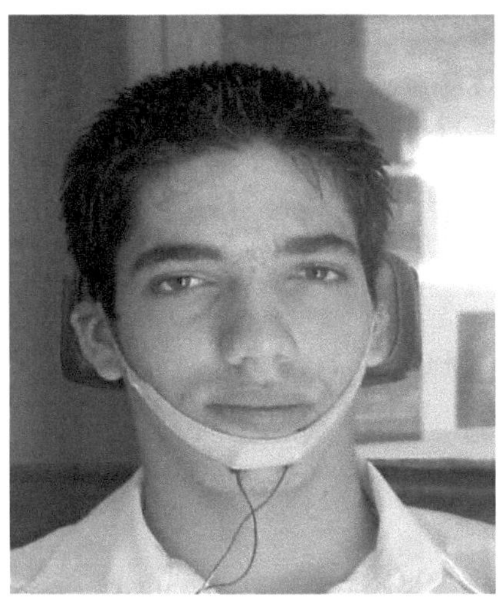

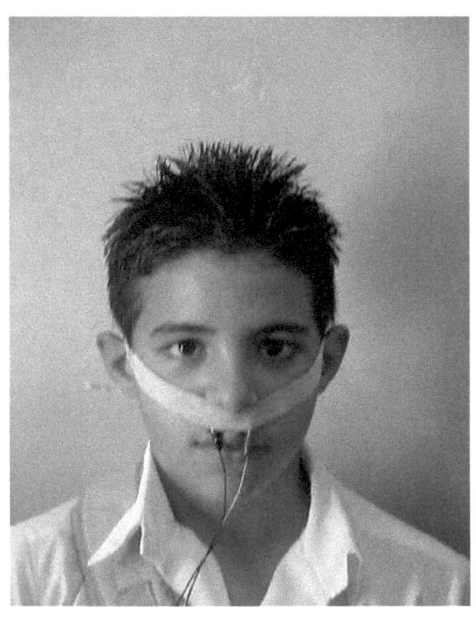

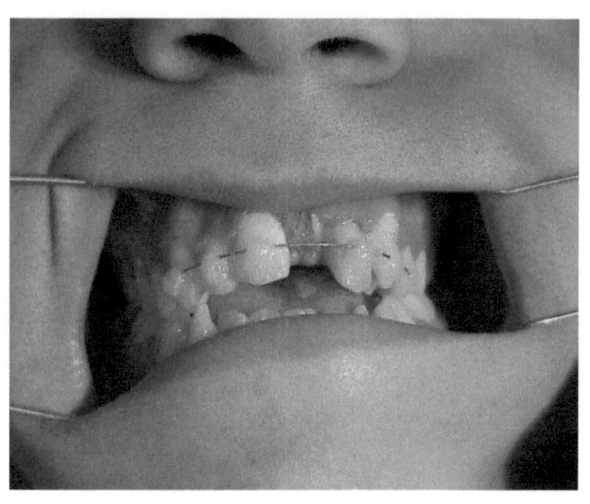

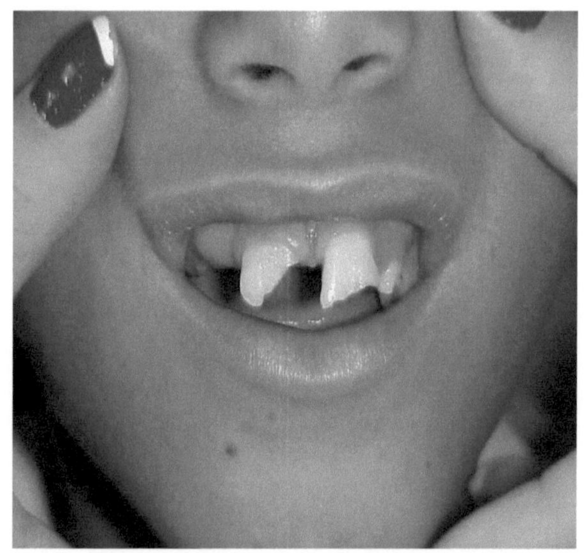

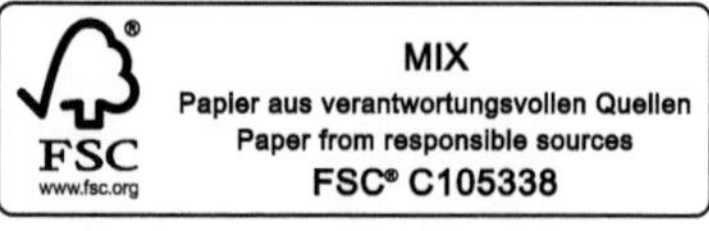

Printed by Books on Demand GmbH, Norderstedt / Germany